Dominique van de Werve

Edward Bach sa Pensée ses Elixirs

Dominique van de Werve

Edward Bach sa Pensée ses Elixirs

Fleurs de Bach: soins de l'âme

Éditions Vie

Imprint

Any brand names and product names mentioned in this book are subject to trademark, brand or patent protection and are trademarks or registered trademarks of their respective holders. The use of brand names, product names, common names, trade names, product descriptions etc. even without a particular marking in this work is in no way to be construed to mean that such names may be regarded as unrestricted in respect of trademark and brand protection legislation and could thus be used by anyone.

Cover image: www.ingimage.com

Publisher:
Éditions Vie
is a trademark of
Dodo Books Indian Ocean Ltd. and OmniScriptum S.R.L publishing group

120 High Road, East Finchley, London, N2 9ED, United Kingdom
Str. Armeneasca 28/1, office 1, Chisinau MD-2012, Republic of Moldova, Europe
Managing Directors: Ieva Konstantinova, Victoria Ursu
info@omniscriptum.com

Printed at: see last page
ISBN: 978-3-639-49772-4

Copyright © Dominique van de Werve
Copyright © 2015 Dodo Books Indian Ocean Ltd. and OmniScriptum S.R.L publishing group

EDWARD BACH

SA PENSÉE - SES ELIXIRS

Dominique van de Werve

« Quoi de plus léger que la lumière du Soleil ?

Cependant c'est elle qui donne le poids à toutes choses du monde »

Louis Cattiaux

À mes petits-enfants :

- Victoria
- Héloïse
- Élior
- Antoine

Et à ceux qui viendront. Ils sont ma folie… ma force… ma faiblesse… mes amours…

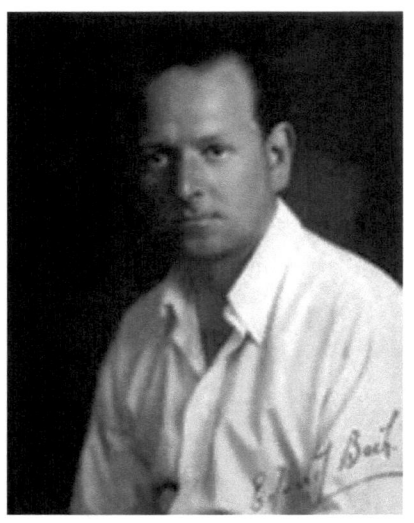

Le docteur Edward Bach

PRÉFACE

Il y a deux sortes de médecine, toutes deux sont admirables, engagées et réalisent des prouesses, parfois même des miracles. Toutes deux dépendent des hommes et des femmes qui les pratiquent, de leur compétence et de leur charisme. Elles diffèrent par leurs méthodes, par leurs fondements et leur finalité.

La première médecine est vieille comme le monde, elle est née de la pulsion de vie elle-même, de l'instinct de conservation de l'homme qui cherche à protéger ce qu'il a de plus précieux, à soigner et à surmonter l'adversité. Son essence est spirituelle. Cette médecine se trouve au cœur de la création qui porte en elle ce qui divise et ce qui réunit. Elle découle de la vision que l'homme a du monde et de sa cosmogonie. Il la reçoit au départ comme une inspiration intuitive, il la découvre au fil du temps en lien avec les lois qui régissent l'univers, la nature et le Vivant.
De grands noms parsèment son histoire, Edward Bach en est un, connu pour ses élixirs de fleurs, une psychofarmacopée plus que précieuse à laquelle cette perle de petit ouvrage projette de vous initier.

La seconde médecine, plus récente, patiemment construite au rythme des découvertes scientifiques, en progression exponentielle grâce aux nouvelles technologies est puissante et activement interventionniste. La maladie y est considérée comme un ennemi à combattre ou comme un accident à réparer. Ses prouesses se récompensent par des prix Nobel et elle a révolutionné l'idée même que l'homme se fait de la santé et de la mort. Elle comporte des risques à la mesure de ses prouesses et ses contraintes laissent en suspens les questions du sens. La pathologie y est souvent identifiée à ses manifestations. Les symptômes y sont interprétés comme des signes et non comme un langage, dès lors la souffrance ne dispose pas d'un code d'interprétation. La jonction entre le corps et l'esprit, entre l'esprit et l'âme reste non modélisée. Aujourd'hui les débats éthiques et la déontologie médicale n'ont d'autre support pour cadrer les pratiques que le fait de légiférer. Ils ne sont plus reliés à une philosophie qui transcende la multiplicité des cultures.

Dans le plus grand respect des mérites et de la place de la médecine classique, l'auteur de cet ouvrage démontre au fil des pages la richesse d'une alternative, d'un complément bienvenu ou d'un mieux-être inattendu grâce aux enseignements du Dr E. Bach.
Elle alerte le lecteur aux dangers du shopping du bien-être, du marché de la crédulité et de l'irresponsabilité.

Edward Bach enseigne que toute maladie est d'abord une maladie de l'âme et que la mission première d'un remède est de restaurer ou de libérer les pouvoirs auto guérisseurs du corps, qui est selon lui le temple de l'âme.
Quand ma curiosité de jeune médecin m'a eu fait découvrir l'œuvre du Dr. Bach, ce postulat m'a comblé. Il touchait au cœur de mon intuition de soignante sans déranger mon esprit formaté à la rigueur scientifique et répondait aux questions existentielles à l'origine de ma vocation de médecin.
Déjà comme psychiatre en formation j'avais ruminé une grande déception face à la médication incontournable des patients.

Malgré les progrès de la psychopharmacologie moderne et son efficacité dans certaines situations, ses effets secondaires, ses conséquences et sa fréquente impuissance forcent plus que jamais, encore aujourd'hui, à explorer toutes les alternatives.

Edward Bach m'a à l'époque offert sa pensée et guidé mes pas de jeune thérapeute. Une psychofarmacopée comme les élixirs de fleurs de Bach est comme une langue qui permet de dialoguer, d'échanger avec « l'âme » du sujet, qu'il soit malade, en souffrance, ou simplement désireux de grandir, d'évoluer, de s'épanouir.

C'est ainsi qu'Edward Bach offre aux esprits guérisseurs qui se donnent la peine d'apprendre la langue des fleurs, une palette d'élixirs avec laquelle exercer leurs talents. Dominique van de Werve, polyglotte en matière de philosophie du Chemin initiatique, parle cette langue depuis longtemps et a trouvé dans cette palette un terrain d'investissement concret de son intuition et un apprentissage de la relation d'aide.

Qu'est-ce que l'intuition sinon une réception à partir d'une ouverture sensorielle globale, inspirée et pensée ?

L'auteur nous parle d'émotion, d'amour, de vie, de rencontre… Elle construit pas à pas une cohérence entre l'humain et la création, le corps, l'âme et l'esprit, les erreurs et les conflits entre les instances internes et externes, entre les êtres humains et avec leur environnement.

Elle témoigne de sa rencontre avec le Dr Edward Bach au travers de son parcours, de son cheminement, de ses découvertes de sa fine observation, de son écoute inspirée de la nature, des plantes, des fleurs et des arbres.

Sans doute le Dr Edward Bach lui-même serait contrarié s'il entendait parler des « fleurs de Bach » tant il était humble et soucieux de relier ses remèdes à leur source divine. À partir de principes simples il fait le lien entre la maladie et la souffrance de l'âme, il choisit ensuite la fleur dont l'essence de l'être incarne la vertu réparatrice de la blessure d'âme de la personne. Si celle-ci s'ouvre à l'évolution, le processus de guérison se met en route…

Dominique van de Werve combine avec simplicité le génie du chercheur, du médecin précurseur et inventeur que fut Edward Bach, avec l'éthique de la guérisseuse qu'elle est devenue, avec la rigueur des producteurs de remèdes qu'elle sélectionne.

Elle ajoute à cela un accompagnement désintéressé de ses clients qu'elle abreuve de sa généreuse chaleur humaine burinée par une vie débordante d'expériences qui ont traversé toutes les couleurs de l'arc en ciel de la condition humaine.

Dr Ann d'Alcantara de Braconier

PRÉAMBULE

« Depuis l'aube de l'humanité, les plantes ont été employées comme remèdes, et aussi loin que remontent les traditions, l'être humain a eu la conviction que les herbes des prés, des vallées et des collines recelaient le pouvoir de le guérir de ses maladies. Bien des siècles avant Jésus-Christ, les anciens Indiens, les Arabes et d'autre races étaient experts dans l'art d'utiliser les cadeaux de la nature, de même que les anciens Egyptiens, et plus tard les Grecs et les Romains ; cette pratique s'est poursuivie à un degré moindre, jusqu'à notre époque… Il est peu probable que de grandes nations, de croyance et de couleur de peau différentes, y auraient accordé foi en permanence et les auraient utilisées sans discontinuer comme remèdes, s'il n'y avait pas là quelque grande vérité… Nous allons chercher avec confiance dans la nature tout ce qui est nécessaire à nous maintenir en vie : l'air, la lumière, la nourriture, la boisson etc. Il est peu probable que dans ce grand système qui pourvoit à tout, la guérison de nos maladies et de nos misères ait été oubliée… Nous constatons que la thérapie par les plantes remonte aux temps les plus anciens connus de l'homme, que leur usage et leur réputation ont traversé les siècles. »

(Conférence de Wallingford, 1936, p.11 et 13)

Depuis quelques années, les Fleurs de Bach ont fait leur apparition massivement sur le marché du bien-être et de la santé et les thérapeutes et conseillers ont fleuri comme des pâquerettes sur une pelouse ensoleillée. Mais les avis à propos de ces Fleurs sont partagés et leur action en nous, pas toujours bien comprise. C'est comme cela qu'on entend souvent des phrases du genre : Les Fleurs de Bach…? Oui oui je connais ! : Rescue, ou Rescue Night et cela fonctionne très bien… ! Mais on entend aussi : les Fleurs de Bach ? Cela ne fonctionne pas. C'est du placebo ! Peu de personnes savent en définitive ce que c'est réellement et l'usage que l'on peut faire de ces 38 Fleurs qui ciblent des états émotionnels bien précis.

Le recentrement sur soi et le retour à l'harmonie de la personne sont très recherchées en ces temps difficiles à beaucoup d'égards, comme pour faire un contrepoids, dans le mode de vie actuel, à tout ce qui sépare l'homme de lui-même. Il provoque cette ruée vers les centres de remise en forme ou vers les philosophies de spiritualité qui s'occupent plus précisément de l'esprit. Comme conseillère en Fleurs de Bach, dans mes consultations, je rencontre beaucoup de personnes qui « se » cherchent... Qui « se » sentent déconnectées d'avec elles-mêmes. Certaines se ruent sur des performances, sportives par exemple, et oublient leur part spirituelle. D'autres se tournent vers des groupements mystiques pour le bien-être de leur être intérieur et se désincarnent, leur corps étant de ce fait peu à peu oublié. Cette dichotomie entre l'esprit et le corps, à la longue, peut devenir un « mal-être ». Ce besoin d'unité et d'harmonie est comme une nostalgie en nous, consciente ou pas. On peut fuir quelque chose ou quelqu'un, une situation, une famille, un environnement. Mais on ne peut pas se fuir soi-même. On emporte son paradis ou son enfer avec soi. Le bien-être que l'on se fait pour pallier un mal-être devrait convenir à la totalité de l'être que nous sommes, nous ramener vers cette unité qui fait notre harmonie et dès lors notre bien-être. Le Docteur Bach l'avait bien compris et c'était le fil rouge de toute sa recherche. Ses Élixirs Floraux sont d'une grande utilité pour ce genre de souffrances, ils peuvent nous aider à ne pas « compenser » ou glisser vers les addictions. Nous épargner la prise de somnifères ou d'antidépresseurs. Ces derniers nous coupent de notre ressenti profond en le calmant. D'une certaine manière, ils l'endorment. La raison enregistre que les angoisses ont disparu et on se croit guéri ; pour retomber dans le « mal-être » à la première occasion, parce que la cause n'est pas soignée et c'est l'escalade des doses qui commence. Très souvent, on soigne un « mal-être » par un « avoir ». Quelle est la femme qui n'a pas de fait du shopping pour essayer de pallier une déprime ou un manque affectif. Elle se retrouve à la maison en fin de journée, avec ses achats, mais aussi sa déprime… ! Mais quel est l'homme aussi, qui n'a pas forcé sur la performance sportive, pour pallier une baisse d'énergie physique… !

Edward Bach parlant à ses collègues à Southport:
« La pensée que l'on peut se soulager par le payement d'or et d'argent doit être bannie pour toujours. La santé est comme la vie, d'origine divine, elle ne peut être obtenue que par des moyens divins. L'argent, le luxe et les voyages, de l'extérieur, peuvent paraitre capables de contribuer à l'amélioration de notre état physique. mais ne peuvent jamais nous procurer la véritable santé. »

(Conférence de Southport, février 1931, p.81)

Cependant, je voudrais mettre un bémol au texte de Bach ci-dessus. Deux personnes suivant le même traitement pour une même pathologie vont réagir à celui-ci de façon différente. L'une s'en sortira bien, l'autre de façon imparfaite avec toutes sortes de complications, une autre encore peut-être pas. On est en droit de se poser des questions à ce sujet. Il n'est nullement dans mon intention de dénigrer la médecine allopathique, ni les merveilles extraordinaires qu'elle peut faire dans le domaine de la santé. Il est bien utile de pouvoir profiter du spécialiste qui coûte peut-être plus cher plutôt que du stagiaire, avec moins d'expérience. Mais malheureusement, la médecine ne résout pas tout. Et cette impuissance de la médecine, dans certains cas, est très difficile à vivre pour le patient et son entourage.

Depuis plusieurs années je me suis passionnée pour ces Fleurs de Bach et leur action en nous. Les formations m'ont aidée à affiner la compréhension de cette méthode. Au cours de mes nombreuses lectures, j'ai remarqué à quel point les auteurs oubliaient de nous parler de la « pensée » de Bach, de ce cheminement spirituel qui l'a amené aux Élixirs.

C'est pour que cette richesse ne se perde pas, que je souhaite rassembler ce trésor et coucher sur le papier cette pensée profonde, si dense à tout point de vue. Il a su y réfléchir, la mûrir et travailler sa sensibilité jointe à une intelligence du cœur peu commune et ce, dans le but d'aider au mieux ses patients. Il a également fait lui-même un chemin extraordinaire dans le monde de la médecine, avec une intuition merveilleuse et sûre, à laquelle il croyait fermement. C'est cette intuition qui l'a porté et guidé vers une méthode qui, tout en étant nouvelle à son époque, en plein essor de la médecine chimique et technique, n'en reste pas moins extraordinairement traditionnelle dans son fonctionnement et sa manière d'appréhender la maladie chez ses patients. Son souhait le plus fervent était de développer et simplifier au maximum sa méthode, pour que tous puissent y avoir accès facilement et surtout sans danger. Il craignait fortement un détournement de son œuvre. Quelques mois avant sa mort en 1936, il se confie par écrit à son ami de toujours Victor Bullen : « La naissance d'influences matérialistes visant à déformer notre travail est la preuve de sa valeur car la déformation est une arme bien plus redoutable que la tentative de destruction. » (Écrits originaux, p.192)

Je voudrais, ami lecteur, vous faire comprendre tout ce qu'il y a de génial, et de très simple en même temps, chez Bach. Pour cela, je vais m'appuyer sur lui-même, et lui donner la parole le plus souvent possible ; en puisant un maximum dans ses écrits. Ils ne sont pas nombreux, mais ce qu'il y a encore à notre disposition est d'une richesse que je souhaite vivement préserver de l'oubli, puisqu'elle fait partie intégrante de sa méthode. La parole sera aussi donnée à sa fidèle assistante, Nora Weeks, qui a longtemps travaillé avec lui. C'est elle qui a continué son œuvre après son décès. Elle nous en parle avec admiration et tendresse.

D'entrée de jeu, je voudrais éclaircir aussi un point très important. Cette méthode ne peut jamais remplacer une consultation médicale en cas de pathologie. Suivre l'avis et la thérapie prescrite par le médecin est indispensable. Bach, en tant que médecin lui-même, soignait toutes les maladies de ses patients avec ses Élixirs Floraux. Mais il était médecin et en prenait toute la responsabilité. En ce qui concerne les conseillers et thérapeutes qui ne sont pas porteurs d'un diplôme de médecine, il convient d'envoyer le malade consulter. Pourquoi devrions-nous toujours penser en termes binaires : médecine allopathique ou médecine homéopathique, ou acuponcture ? Cela ne pourrait-il pas être : allopathie **et** homéopathie **et** acuponcture, chacune de ces médecines selon les qualités qu'elles apportent et qui se complètent ? On peut alors présenter les Fleurs comme une aide complémentaire pour l'état d'esprit de la personne qui subit une maladie, et sa manière de la vivre. Les conseillers en Fleurs de Bach soignent des clients et non pas des patients, même si toute personne en souffrance peut être considérée comme son nom l'indique comme « patient ». Le thérapeute, prend soin de la totalité de l'être. Une collaboration entre la médecine dite traditionnelle et les Fleurs de Bach me paraissent une richesse, plutôt qu'une rivalité. Parce que comme le dit Jean Yves Leloup : « Les soins du corps n'excluent pas les soins de l'âme, les soins de l'âme ne dispensent pas de prendre en considération la dimension ontologique et spirituelle de l'homme. Il n'y a pas de santé qui ne soit en même temps salut. C'est d'ailleurs le même mot en grec : (*soteria*) ». (Prendre soin de l'être. p.26)

Nous pouvons remarquer que pour certaines personnes en fin de vie, lorsque leurs douleurs physiques sont bien gérées, que leurs angoisses sont prises en compte et qu'ils peuvent bénéficier de l'amour et de la présence de leurs proches ou de ceux des soignants, leur fin de vie s'en trouve adoucie et plus sereine. Les Fleurs de Bach y auraient toute leur place.

VIE ET PENSÉE D'EDWARD BACH

Edward Bach est né le 24 septembre 1886 à Moseley, petit village que l'on rencontre à une courte distance de Birmingham, dans le Warwickshire. Pour ceux qui souhaiteraient découvrir plus en détail sa vie et les dates importantes le concernant, je vous conseille l'ouvrage suivant : « Sur les traces du Docteur Bach » de Julian Barnard. Ainsi que : « Les découvertes médicales d'Edward Bach, médecin » de Nora Weeks. Pour ma part, dans le cadre de ce livre, je voudrais surtout me concentrer sur lui et ce qui a nourri son esprit et sa vie, en un mot, sa pensée qui est derrière cette méthode et en fait la force. Comment les Fleurs résonnent en nous.

« Deux centres d'intérêt marqueront sa vie, une compassion envahissante pour ceux qui souffrent, qu'ils soient hommes, oiseaux ou animaux terrestres et l'amour de la Nature, de ses arbres et de ses plantes. Ils se combineront pour le conduire à la découverte de la méthode de guérison qu'il cherchera. Un amour fécondera l'autre, car il découvrira dans le magasin de la Nature les fleurs des champs qui guérissent tous ceux qui sont malades et souffrent. » (Nora Weeks p : 13)

Il est très difficile de séparer la pensée de Bach proprement dite de sa vie car elles sont intimement liées.

Il se présente plutôt comme quelqu'un d'impatient, et parfois même violent. Mais il a toujours du temps pour écouter ceux qui s'adressent à lui. Il n'a rien d'un solitaire, mais fait de grandes promenades dans la nature environnante afin de l'écouter, l'observer, la comprendre, méditer. Il passe également du temps au pub de son village où il observe les gens, les écoute, avec un sens aiguisé et une intuition profonde qui enrichissent sa connaissance de l'être humain et qui lui ont permis de pratiquer sa médecine si particulière. Quelle modestie aussi, chez cet homme ! En ce qui me concerne je pense que sa plus grande qualité, est la générosité. Dès qu'il trouvait quelque chose, c'était offert ! Il en faisait immédiatement part à ses confrères, pour que le maximum de personnes puisse en bénéficier. On peut lire dans ses écrits comment il a perfectionné et raffiné sa méthode selon les lois de la nature et de l'univers, pour ensuite, la simplifier au maximum pour qu'elle soit à la portée de tous et être employée facilement dans les foyers. Nora Weeks dira de lui dans son chapitre : Impressions personnelles sur Edward Bach : « J'ai rarement rencontré un être qui soit aussi peu enclin au culte de soi, plus résolu dans l'altruisme, et plus courageux dans l'affirmation de ce qu'il sentait être la vérité. »(p.125) Il a cette générosité qui caractérise la nature. L'arbre donne ses fruits sans se préoccuper ou préjuger de qui les mangera.

Ses études de médecine terminées, il se lance dans la recherche médicale, plus précisément dans le domaine de l'immunologie et de la bactériologie.
Dans les années 1922, avec la lecture de l'Organon, il découvre le travail de Dr Hahnemann, à qui nous devons la découverte de l'homéopathie.
« Il se rend compte que beaucoup d'idéaux d'Hahnemann sont identiques aux siens ; la pensée directrice qui l'a inspiré depuis le début de sa carrière médicale, et qui conduira toute sa vie, ne laissant rien arrêter ou entraver la réalisation de son but, est exprimée par Hahnemann lui-même dans le premier paragraphe de l' «Organon» : « L'unique et haute mission du médecin est de rendre la santé aux malades, de guérir... » Et il sent que s'il parvenait à combiner les découvertes d'Hahnemann et les siennes d'une certaine manière, il serait capable de développer et améliorer les deux.»   (Norah Weeks, p.27)
Au fil du temps, grâce à sa pratique, il remarque à quel point l'efficacité du traitement est fortement liée à la personnalité de chaque individu. Des personnes au caractère similaire réagissent de manière semblable, quelle que soit la maladie qu'ils contractent. Certains passent sans encombres à travers les épidémies de grippe par

exemple, alors que d'autres subiront trois bronchites sur un hiver. L'impatient de nature est agacé d'être malade, l'apathique est résigné d'avance, etc. Il est facile d'observer, grâce à de nombreuses études qui vont dans ce sens, qu'une nature positive guérira plus vite que celle qui est défaitiste et négative et se complaît en quelque sorte dans la maladie. C'est pour elle une façon d'exister aux yeux des autres et aux siens, d'être un centre d'intérêt. Certaines études démontrent que des gens joyeux et optimistes ont un système immunitaire plus résistant. Surtout s'ils s'entourent de beauté et d'harmonie. Parce qu'alors se déclenche dans certaines zones du cerveau, la sécrétion d'hormones naturelles telles que la dopamine (hormone du plaisir de vivre), de la sérotonine (antidépresseur), les endorphines (bien-être, antidouleur).

Dans son travail en laboratoire, il avait distingué sept groupes de bacilles intestinaux que son don d'observation avait mis en correspondance avec sept types de personnalités différentes. Chaque type était déterminé par le comportement, les attitudes du corps, l'expression du visage, les dispositions mentales dans la vie comme dans la maladie. Ces comportements, chacun selon son caractère, dominaient dans les cas de maladie. Ces observations aboutirent à la découverte de sept auto-vaccins : les « nosodes » encore utilisés à l'heure actuelle en homéopathie. Cette découverte lui assurera la notoriété à Londres. A la lumière de cela, on n'est pas étonné qu'il ait rassemblé ses Fleurs en sept groupes de caractères types, qui se partagent les trente-huit Fleurs. Ces groupes sont associés aux sept chakras, qui sont comme on le sait, les principaux centres énergétiques du corps. Il en avait aussi emprunté les couleurs pour chacun des sept groupes. En sanskrit « chakra » signifie : « roue ou disque » et se traduit en français par centre énergétique. Les sept chakras principaux sont situés tout le long de la colonne vertébrale et sont comme des réserves d'énergie. Ils en permettent la circulation, pour la distribuer aussi bien dans le corps physique, au niveau des différents organes, qui en dépendent, pour les alimenter de l'énergie dont ils ont besoin, ainsi que dans les corps subtils. Il s'est aussi intéressé à l'astrologie trouvant certaines correspondances entre les maladies et les signes du zodiaque comme le disait déjà, en son temps Paracelse. Il tenait aussi compte de la position de la lune, au moment de la naissance du patient. Tout cela était connu des médecins et des guérisseurs, puis la raison et la logique l'ont oublié dans les programmes d'étude de la médecine moderne. Cela se pratique encore dans la médecine chinoise. Elle travaille aussi bien dans le corps subtil que dans le corps physique.

Les trente-huit Fleurs selon les sept groupes :

- **Peurs** : Rock Rose, Mimulus, Cherry Plum, Aspen, Red Chestnut
- **Incertitudes** : Cérato, Scleranthus, Gentian, Gorse, Hornbeam, Wild Oat
- **Manque d'intérêt pour le présent** : Clématis, Honeysuckle, Wild Rose, Olive, White Chestnut, Mustard, Chestnut Bud
- **Solitude** : Water Violet, Impatiens, Heather
- **Hypersensibilité aux influences et aux idées** : Agrymony, Centaury, Walnut, Holly
- **Abattement, désespoir** : Larch, Pine, Elm, Sweet Chestnut, Star of Bethlehem, Willow, Oak, Crab Apple
- **Souci excessif du bien-être d'autrui** : Chicory, Vervain, Vine, Beech, Rock Water

Le Rescue, très connu du grand public est un mélange qui réunit cinq fleurs : Cherry Plum, Impatiens, Star of Bethlehem, Rock Rose, Clématis. Il existe maintenant aussi la crème Rescue qui comprend les cinq Fleurs citées ci-dessus plus le Crab Apple.

Malgré son succès et sa renommée, le Docteur Bach n'est pas complètement satisfait des résultats qu'il peut obtenir avec la médecine traditionnelle. Il pense qu'elle ne prend pas assez en compte l'être humain dans sa globalité.

D'après lui, l'homme est un être complexe : corps, âme, esprit. Chaque individu possède son histoire, ses émotions, qu'il faut aussi prendre en considération dans l'examen clinique, tout autant que les maladies qu'il contracte. Pour le Docteur Bach, il fallait soigner le malade plutôt que la maladie proprement dite.

« Paracelse et Hahnemann nous ont appris à ne pas trop prêter attention aux détails de la maladie mais à traiter la personnalité, l'être intérieur, en réalisant que la maladie disparait lorsque notre être mental et notre être spirituel sont en harmonie. » (Conférence de Southport 1931 p.72) « Ici nous comprenons que nous ne combattons plus la maladie par la maladie. Nous ne cherchons plus à la supprimer aux moyens de substances qui peuvent la provoquer. Au contraire, nous apportons la qualité opposée qui va éliminer le défaut. » (p.74)

« Le rôle de ces remèdes est d'élever nos vibrations et d'ouvrir les voies d'accueil à notre Moi Spirituel, afin d'inonder notre être de la vertu particulière qui nous fait défaut et nous laver de l'erreur qui nous affecte... » (Écrits originaux p.73)

Les Fleurs guérissent, non en s'attaquant à la maladie, mais à l'état d'esprit négatif qui va occasionner telle ou telle sorte de maladie selon notre nature, en inondant nos corps des harmoniques vibratoires positives dont nous avons besoin. Mais aussi lors d'un diagnostic de maladie, l'état d'esprit qu'elle occasionne en nous.
La médecine scientifique voit le corps humain comme une machine à vivre. Au début, le médecin soignait l'homme, puis, au fil du temps, avec les immenses progrès qui ont été faits, la médecine s'est très fort spécialisée. Elle s'est mise à soigner plus spécifiquement les organes. Les médecins avaient moins le temps d'être à l'écoute du ressenti du malade. Bach, lui, voit l'homme comme un temple pour l'Esprit. Ses idées spirituelles concernant la maladie furent le principal obstacle à l'acceptation de

ses remèdes par ses confrères comme nous le rappelle si bien Julian Barnard à la page 14. Ceux-ci ne pouvaient pas admettre une méthode aussi simple, alors que les malades se bousculaient à sa porte et que son taux de guérison était impressionnant. Il y a des lettres poignantes dans lesquelles Edward Bach défend ses découvertes que ses confrères médecins refusent de reconnaître au point de le menacer de le radier de l'ordre.

Atteint lui-même, d'un cancer qui, selon le diagnostic, ne lui laissait plus que quelques mois à vivre, il quitte Londres et part à la campagne, pour se reposer. C'est l'origine de la découverte d'une méthode simple, naturelle et originale, qui deviendra : les « Élixirs Floraux du Docteur Bach ». Méthode de plus en plus connue dans le monde entier. Il s'y adonne corps et âme et tout ce qu'il gagne est réinvesti pour avancer dans sa recherche. Cette passion et ce feu qu'il avait en lui ont fait régresser le cancer. Ce qui le confirme dans l'idée que le mental agit sur le physique.

Le Docteur Bach, tout comme ses prédécesseurs, Hahnemann et avant lui, Paracelse et Hippocrate, était convaincu de l'existence d'une Force de Vie, qu'il estimait d'origine Divine, enfouie dans l'homme. Pour lui, la maladie procédait d'un conflit entre cette Divinité, qu'il appelle le Moi Profond, et la personnalité humaine, le moi psychique. Parce qu'ils sont coupés l'un de l'autre par cette inharmonie, ils ne communiquent plus, des tensions viennent, les unes sur les autres, et s'imbriquent entre-elles. Tous ces nœuds, que la vie nous apporte par toutes sortes de vécus, se joignent à notre bagage humain de naissance. S'ils ne sont pas reconnus, et par conséquent étouffés, ceux-ci peuvent occasionner des tensions physiques et finir par dégénérer en maladies. C'est une des raisons pour lesquelles des cellules psychologiques s'organisent lors d'événements tragiques naturels ou criminels, pour que les personnes qui le subissent ou en sont témoins, puissent se soulager en identifiant les sentiments confus que les chocs émotionnels ont générés, sans jugement moral, quels que soient ces sentiments.

Selon lui, les maladies n'ont pas toujours une origine matérielle. C'est la suite logique de toutes les sonnettes d'alarme que les états émotionnels non écoutés, ont provoquées. « La souffrance est un correctif qui met en lumière la leçon que nous n'aurions pas comprise. » (Guérison par les Fleurs, p.21) Il ne faut pas comprendre cela comme une punition, comme le suggèrent certaines religions, mais comme une réaction logique du corps, poussé trop loin dans sa résistance. C'est facile à observer dans la vie active moderne, que ce soit au travail ou aux études, tout va très vite. Il faut être au fait des choses, sinon on est largué, et très vite dépassé. Le corps et l'esprit sont menés tambour battant et il n'y a pas de place pour la fatigue, la faiblesse, le doute, le questionnement… La maladie doit être soignée vite. Alors, on se soigne mal. On ne laisse pas au corps le temps de récupérer. Il est poussé jusqu'à ses limites et au-delà. L'augmentation des burn out et stress en tout genre est bien indicatrice de ce mal actuel. Pour le Docteur Bach, il ne fallait pas soigner le symptôme, mais bien la cause. Si on ne s'écoute pas dans son ressenti et qu'on force le corps, la réponse de celui-ci ne se fait pas attendre longtemps.

En tant qu'hommes soumis aux lois de ce monde, nous avons des faiblesses physiques, selon nos natures particulières. C'est là, dans ces faiblesses, que vont se loger nos stress, nos chocs, nos vécus, nos tensions. Chacun selon sa nature et son caractère, qui nous façonnent comme ceci ou comme cela. Il y a des sanguins, des défaitistes, des angoissés, des distraits, etc. Notre bagage culturel entre lui aussi en ligne de compte. Et nous constatons que pour un même vécu, les réactions seront très différentes : un échec scolaire, un divorce, une perte d'emploi ne seront pas vécus de la même façon. Soyons donc bien attentifs à ne pas dire à quelqu'un qui est en souffrance : « à ta place je ferais autrement ». On n'est jamais à la place de l'autre, même si nous avons vécu la même chose. Cette personne ne se sent pas entendue dans ce qu'elle vit et c'est une souffrance en plus. D'ailleurs, dans la composition du flacon d'un patient, on remarque qu'il y a certaines fleurs qui sont constantes. On appelle ces Fleurs : des Fleurs de Type car elles reviennent souvent dans les mélanges ; comparées à des Fleurs ponctuelles qui correspondent à un état de déséquilibre momentané.

Illustrons cela avec un exemple : on peut avoir une culpabilité momentanée, due à un oubli ou une distraction qui nous gêne, même fortement, il s'agit là d'une émotion momentanée car nous savons que cela ne dure que quelque temps. Mais une nature qui se sent coupable en tout, et à propos de tout et de tout le monde, cela fait partie de sa personnalité et nous parlons alors de fleur de type, car elle fait partie intégrante du caractère de cette personne, et elle reviendra régulièrement dans les réactions de ce patient. Pine sera pour ces patients une fleur de type.

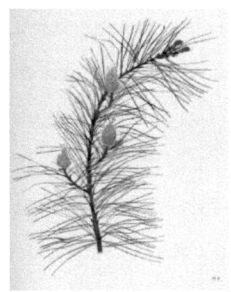

PINE

Le Docteur Bach dit dans son livre : *La guérison par les Fleurs* à la page 19 : « …Le conflit entre l'âme et l'esprit ne sera jamais extirpé sans un effort spirituel et mental. » C'est aussi par cette idée, entre autres, qu'il se rattache aux grands médecins tels qu'Hippocrate, Paracelse, Hahnemann… Jean Yves Leloup nous rapporte un langage similaire : « Au temps de Philon d'Alexandrie, le thérapeute ne guérit pas, « il prend soin ». C'est le Vivant qui soigne et qui guérit. Le thérapeute n'est là que pour mettre le malade dans les meilleures conditions possibles pour que le Vivant agisse et que la guérison advienne. » (Prendre soin de l'Être, p. 20)

Le Docteur Bach parle des grands maîtres de la spiritualité sans distinction de religion : « Ainsi enseignèrent également le Seigneur Bouddha et les autres Grands maîtres qui vinrent sur terre montrer aux hommes la voie pour atteindre la perfection... » (Guérison par les Fleurs, p. 80.) Pour lui, ils parlent tous de la même chose : un immortel principe de vie, ce « Vivant » qui réside en nous et que nous devons libérer. Sa foi immense dans ce principe divin et immortel en nous est au centre de son enseignement. Or, c'est cette spiritualité profonde qui l'a amené à la découverte de ses remèdes. C'est aussi son mûrissement personnel tout au long de sa vie qui a influencé sa façon de regarder les plantes, et de les traiter. Il a beaucoup cherché avant d'arriver aux dilutions que nous connaissons. On découvre dans ses écrits comment et pourquoi il les a traitées comme il l'a fait et par quel chemin il y est arrivé. Le 21 mai 1936, il écrit : « Toute vraie connaissance ne vient que du tréfonds de nous-mêmes, dans la communication silencieuse avec notre Âme. » (Écrits, p. 156). Dans une conférence donnée peu de temps avant sa mort, il affirmait que le véritable but des remèdes qu'il avait découverts était « de nous rapprocher de notre Divinité intérieure ». C'est cette Divinité intérieure qui nous guérit. Il insistait sur le conflit entre la personnalité humaine et le Moi Profond qu'il relie à une dimension Divine, d'où provient la guérison. « Si ces plantes aident à guérir, c'est qu'elles aussi sont liées à cette dimension Divine. Elles en sont l'expression à l'œuvre dans la nature »(julian Barnard pg : 14). Cette vision des choses nous rejoint dans notre ressenti intérieur, que nous soyons croyants ou non. En effet, ce Vivant qui est en nous, ainsi que dans la nature, c'est lui qui nous fait vivre. Et quel que soit notre bagage culturel, nous le ressentons plus ou moins confusément. Nous nous rendons bien compte que la vie agit sans nous, aussi bien en nous, et autour de nous que dans la nature. Nous constatons aussi qu'à un moment donné, elle nous lâche et nous ne pouvons rien faire pour la retenir. Nous pouvons l'aider mais ne jamais la forcer, sous peine de représailles de celle-ci. De fait, si nous épousons sa force et la faisons nôtre, elle travaille pour nous. Dans la gestion de la nature, si nous ne tenons pas compte des lois qui la régissent, elle se retourne alors contre nous. L'agriculture en est un bon exemple. Le paysan connaît les saisons, la composition de sa terre et sème quand le temps est propice car il sait avec sagesse ce que sa terre va accueillir pour ne pas l'épuiser, sous peine d'avoir une récolte pauvre et faible. Les déforestations massives aussi changent les biotopes et le climat et menacent la biodynamique. La gestation d'un bébé est une des plus belles illustrations de ses lois universelles dont la nature a le secret. Un bébé met neuf mois à se former, quoi que nous fassions, depuis des millions d'années et encore pour des millions d'années, j'espère. C'est la vie en nous qui se développe si nous la laissons faire à sa guise. Il est nourri du feu de la matrice maternelle, de l'eau du liquide amniotique et de l'oxygène que la mère lui apporte. Puis, il paraît au soleil et ces trois éléments continuent à le nourrir : la chaleur solaire, l'eau de la pluie et l'air qu'il respire que l'ont retrouve aussi dans la nourriture. Ces trois premiers ingrédients font aussi partie des Élixirs de Bach. La nature nous donne des leçons, elle n'en reçoit jamais ! Les Fleurs de Bach travaillent en nous de cette façon en tenant compte de ce que nous sommes.

Julian Barnard dit :

« Ce message de la réalité spirituelle s'est perdu dans la possibilité pour les gens de profiter de la guérison par les fleurs. « Guéris-toi toi-même » est resté disponible en librairie mais il était dissocié des remèdes. Il y a des gens qui ont lu ce livre avec enthousiasme et qui n'ont jamais pris de remèdes et beaucoup d'autres qui ont pris un remède sans penser que « Guéris-toi toi-même » était le message qui se cachait derrière. »   (Sur les traces du Dr. Bach, p. 93)

Notre mission sur cette terre, disait le Docteur Bach, est de retrouver notre unité et laisser les énergies de vie circuler librement entre notre âme, notre esprit et notre corps. Lorsque ce flux d'énergie ne passe plus ou mal à cause de quelque chose qui bloque, c'est comme une pollution qui empoisonne à la longue. Si dans notre corps physique, l'air ou le sang ne circulent pas bien ou ne circule plus, nous savons ce que nous encourons. De même au niveau psychique, si des peurs, des angoisses ou des colères nous bloquent, notre sérénité intérieure est mise à rude épreuve et nous avons du mal à nous concentrer, dans tous les sens du terme. Si l'un des quatre éléments, que ce soit l'eau, l'air, la chaleur solaire ou la terre viennent à nous manquer, notre vie est menacée. Nous sommes, chacun de nous, un petit monde. Paracelse disait : un microcosme. Edward Bach rejoint ce dernier qui nous recommandait de nous mettre en résonance avec notre nature profonde aussi bien qu'avec la nature universelle et ce, parce que le microcosme que nous sommes est en résonance avec le macrocosme (lois universelles) et la médication de Paracelse, tout comme celle de Bach, est faite selon ces lois universelles. La qualité que chaque un de ses élixirs a pris dans la nature est précisément ce qui agit en nous, de manière efficace et en douceur. Ces plantes sont respectueuses de notre être. Cela fait de Bach un médecin traditionnel et actuel à la fois, aussi bien dans la forme que dans le fond. Le docteur David Servan Schreiber, dans son livre *Anticancer*, nous parle bien clairement de la nécessité et de l'urgence d'une médecine des émotions. Actuellement, c'est passé dans l'air du temps et nous constatons la profusion de thérapeutes qui apparaissent pour aider les personnes en difficulté émotionnelle.

La richesse des mots pris dans leur sens premier est instructive dans beaucoup de domaines. Prenons quelques exemples dans le sujet qui nous intéresse. Le mot « guérir » par exemple. Nous pouvons y entendre « gai rire » et nous revenons à ce qui a été dit précédemment sur la joie qui était aussi un facteur de guérison.

« Accoucher » est un verbe qui concerne la femme qui met au monde son enfant aussi bien que la personne qui est là pour l'aider, médecin, sage-femme…

Dans la langue hébraïque, « créer » et « santé » (beria), c'est le même mot. Être en bonne santé, c'est être en création de soi. Toujours en hébreu, aussi bien qu'en grec d'ailleurs, le mot « Péché » (hatah), que nous associons, peut-être à tort dans nos traductions à une mauvaise action, a aussi la notion de : détournement, « rater la cible », ce qui supprime d'une certaine façon, cette idée de morale et de culpabilité, si présente dans la civilisation judéo-chrétienne. Un sentiment qui finit par peser extrêmement lourd et qui est à l'origine de nombreuses pathologies.

Très curieusement, mais extrêmement logique, dans les langues sémitiques le verbe se conjugue au masculin ou au féminin, la même action se fait de façon différente suivant que nous soyons homme ou femme. Les ressentis aussi, peuvent être très différents pour un même choc émotionnel. Stephan Ball a bien compris cela et nous parle en homme des émotions au masculin dans son livre: « Les Fleurs de Bach au Masculin ». Dans cette même dynamique, on trouve une idée similaire dans : « L'art de vivre au féminin grâce aux remèdes Floraux » ; l'auteure, Christine Wildwood y développe plus particulièrement les étapes de la vie des femmes et de leurs ressentis à toutes ces époques de leur vie. Il existe aussi : « Grandir en harmonie avec les remèdes de Fleurs du Dr. Bach » J. Howard y travaille les Fleurs en les adaptant aux ressentis de l'enfance et l'adolescence. En ce qui concerne ces différences entre les sexes, les hommes sont en général plutôt dans le « faire » ; ils parlent de ce qu'ils font. J'ai décroché tel contrat, j'ai battu mon ami au tennis, j'ai attrapé une crasse, etc. Et les femmes sont plutôt dans l'« être ». Elles parlent de ce qu'elles sont. Je suis inquiète parce que, je suis heureuse, je ne suis pas bien, etc. J'ai toujours été amusée de voire la différence entre les toilettes publiques des hommes et des femmes, dans les hôtels, les lieux de fêtes ou les clubs sportifs. L'homme y va pour une raison bien précise, et il y va seul. Par contre pour les femmes, c'est un lieu de relation, l'endroit est plus coquettement décoré. On peut y aller à plusieurs, on se refile des bons conseils, on se prête des artifices de séduction… Et les hommes se demandent toujours pourquoi chez les femmes « ça dure tellement longtemps ». Il y a néanmoins aussi des femmes qui ont un pôle masculin plus fort, et des hommes qui ont des pôles féminins très développés. Illustrons cette différence avec un exemple. Prenons un même vécu pour les deux. Il ou Elle est cadre dans un nouveau job, avec voiture de société. Observons la réaction de lui : Chouette voiture, j'ai pu la pousser à 180 Km/h sur l'autoroute… j'ai déjà amené deux nouveaux clients…Je sens que je vais cartonner ! Elle, maintenant : chouette boulot… l'ambiance est bonne et les collègues sont sympas… la voiture est géniale c'est juste celle que je voulais, et assez grande pour les sièges enfants ! Déjà nous pouvons le vérifier que la majorité des petites filles veulent être des princesses ou des fées ; et les petits garçons en majorité veulent se mesurer et se battre, conduire des avions, être policier… Le bagage culturel aussi : on éduquait plus les petits garçons pour qu'ils ne pleurent pas sous peine d'être des mauviettes ; et pour les filles, si elles grimpent aux arbres et jouent à la guerre, on dira d'elles qu'elles sont des garçons manqués. Cela cantonne les femmes dans le domaine du relationnel et social, et les hommes sont dans l'action et la performance. Beaucoup de souffrances et de frustrations naissent de tout cela des deux côtés Il y a des femmes très capables d'être dans l'action et la performance, et souffrent d'un manque de confiance en elles. Elles doivent performer pour se faire valoir dans des domaines qui sont très masculins. Tout comme pour les hommes qui ne s'autorisent pas l'émotionnel et ont beaucoup de mal à exprimer leurs émotions, et à pouvoir les nommer. Pour la plupart d'entre eux, être malade ou simplement pas bien ou triste, est synonyme de faiblesse. Ils ont toujours été considérés comme le sexe fort. L'émotionnel est affaire de femmes ! Heureusement, il y a un changement qui s'opère dans cette façon de penser. Mais la route est encore longue. Prenons le cas extrême, mais pas si rare que cela, d'un couple qui perd un enfant. La plupart des hommes se réfugient dans l'action, pour ne pas penser et ne pas craquer devant leur femme. Et les femmes, qui sont dans le ressenti pur, ne comprennent pas toujours la réaction de l'homme. C'est une incompréhension qui génère une souffrance en plus. A côté de cela, les hommes qui voient la tristesse de leur femme se sentent impuissants parce qu'ils ne savent pas quoi «faire »… Il n'y a rien à « faire »… Il y a juste à « être ». Pourquoi ne pourraient-ils pas s'autoriser à « être » mal et dire leur tristesse ou leur colère… On ne fait pas l'économie du ressenti ! Tôt ou tard, il vous rattrape. On ne fait pas toujours bien le lien tout de suite entre ce « mal-être » et l'émotionnel vécu, même lointain, qui est très souvent lié à une certaine forme de déni. On ne le gère pas, mais il finit toujours par remonter à la surface. La souffrance des gens est quelque chose de visible, de constatable et pourtant aucune prise de sang ou résonance magnétique ne permet de la détecter. Là, dans toutes ces émotions qu'aucune pilule du bonheur ne guérira, la subtilité des Fleurs de Bach font un travail magnifique.

Que nous soyons homme ou femme, c'est parce que nous ne sommes pas en connexion avec notre Moi Profond, ce Vivant en nous, que nous « ratons la cible », notre cible. Lorsque l'ego décide de gouverner lui-même, nous n'écoutons plus ce Moi Profond. Des tensions arrivent, des nœuds, qui à la longue provoquent de réactions physiques. Entre autres : migraines, eczémas, problèmes de dos, ou cardiaques, ulcères, allergies etc. Cette inharmonie entre notre Moi Profond et notre ego, Bach l'explique de façon très compréhensible, avec le principe des pelures d'oignon qui se recouvrent les unes les autres et quelquefois, l'émotion en surface, qui prend toute la place, cache le fond du problème, qui est l'origine de la souffrance que nous subissons. Parce que nous ne « sommes pas une maladie,» quelle qu'elle soit. Nous sommes un corps, une âme et un esprit, mais avec une maladie qui nous affecte momentanément Cette maladie, qu'elle soit physique ou morale, ne fait pas partie de notre Moi Profond. Il est poignant de constater le nombre de malades qui parlent de « ma sciatique » ou « mon cancer ». Ils se sont complètement assimilés à leur maladie. Non ! On est soi-même, avec une maladie. Elle ne fait pas partie intégrante de notre personnalité ; même si certaines maladies, à cause de la souffrance qu'elles génèrent, ou leur longueur, peuvent affecter le caractère, ainsi que le traitement lui-même avec son cortège de désagrément et souffrances multiples qui peuvent aussi occasionner des maladies.

Nous pouvons aussi être coupés de notre Moi Profond par toutes les nouvelles technologies : téléphones portables, tablettes, jeux électroniques etc. Aussi bénéfiques qu'elles puissent être, à toutes sortes de travaux, comme facilitateurs de vie, le but ici n'est pas de les dénigrer. Perpétuellement « connectés » à quelque chose ou à quelqu'un, nous sommes continuellement «hors de nous». Notre intuition et notre imagination créatrice, qui viennent de ce Moi Profond, sont laissées pour compte, et leurs voix en nous s'affaiblissent de plus en plus. Prenons un exemple : on se pâme devant des photos de couchers de soleil fabuleux sur internet, jointes à de magnifiques phrases sur l'amitié ou l'amour, mais qui a encore le temps, qui prend encore le temps, de les dire de vive voix? L'image d'une fleur, si parfaite soit-elle, ne donne pas de parfum, et l'image d'un pain ne rassasie pas. Qui a encore le temps de prendre le temps, de regarder un coucher de soleil réel et de se laisser pénétrer de cette beauté? D'observer la nature et être attentifs à ce qu'elle nous enseigne. Ou encore, lors d'une promenade en forêt, tout en marchant, de se laisser imprégner des odeurs, des couleurs, des sons, de l'admirer cette forêt, dans les arbres qui la composent, de se nourrir de cette énergie, plutôt que de courir avec des écouteurs, ou le Gsm, pour voir qui est en ligne! C'est comme cela qu'on se déconnecte peu à peu et de plus en plus de la Vie et tôt ou tard nous en payons les conséquences. Plus on s'éloigne de soi, plus on a des difficultés à se retrouver et être en tête à tête avec soi-même, parce qu'on a de moins en moins à se dire. On ne s'habite plus. C'est comme un couple qui, à force de ne plus se regarder, se perd de vue. Cette déconnexion d'avec nous-mêmes, parce qu'on ne s'habite plus, fait de nous un être double. Les Fleurs de Bach nous rassemblent. Grâce à elles, nous reprenons le chemin vers nous-mêmes. *Clematis* (Clématite), par exemple, travaille pour ceux qui ne sont pas dans le moment présent, dans le aujourd'hui et maintenant. Elle va nous rechercher là où nous sommes pour nous ramener en douceur à nous-mêmes. Les Fleurs de Bach, par leur vibration positive vont prendre la place de notre émotion négative et ce, en développant la qualité opposée qui est la nôtre, momentanément en déséquilibre, et nous ramener au juste équilibre.

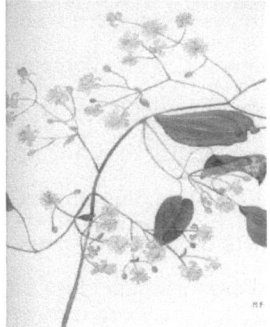

CLEMATIS

LES FLEURS ET LEUR FONCTIONNEMENT

Le fonctionnement de la Fleur en nous est original dans son action. Et la fabrication des élixirs est basée sur deux procédés : la solarisation et l'ébullition.

Solarisation

Edward Bach avait observé, et par après, prouvé que la rosée chauffée au soleil retenait les propriétés énergétiques de la plante sur laquelle elle s'était déposée. C'est comme cela que naît la « solarisation » des Fleurs : Il met les sommités florales à leur maximum d'épanouissement, dans un bol de cristal rempli d'eau pure, en plein soleil, pendant plusieurs heures. Il choisit pour ce faire, un jour de plein soleil sans aucun nuage pouvant voiler cette lumière solaire.

« À sa grande satisfaction, il s'aperçoit que l'eau est imprégnée de l'énergie de la plante et qu'elle est très hautement dynamisée. Il est maintenant en possession du nouveau procédé de préparation des remèdes. Il se réjouit énormément de cette découverte, car ce procédé n'entraîne aucune destruction ou blessure aux plantes utilisées. Tout le processus se déroule en plein air, dans le champ où la plante elle-même pousse. Les quelques Fleurs prélevées sont au maximum de leur fraîcheur, et au mieux de leur épanouissement, ne perdant pas la moindre parcelle de leur énergie pendant le transfert de la plante au bol d'eau claire. »   (Nora Weeks p.48/49)

L'ébullition

Pour certaines fleurs d'arbre, notamment le Cherry Plum qui est à l'origine de cette autre façon de traiter les Fleurs, le Docteur Bach pensait qu'elles étaient trop ligneuses. Il trouve alors un autre procédé de préparation des remèdes pour ces Fleurs-là. Les sommités florales sont prises aussi à leur maximum d'épanouissement floral et mises à bouillir pendant une demi-heure environ, on procède ensuite comme pour la solarisation.

« Par son sens du toucher finement développé, il pouvait capter les vibrations et l'énergie émises par n'importe quelle plante qu'il souhaitait expérimenter ; son corps était si sensible à ces vibrations qu'il réagissait instantanément… Le fait essentiel qu'il constate au cours de ces expériences est que la chaleur du soleil est vitale pour le processus d'extraction des vertus curatives des fleurs car la rosée recueillie sur des plantes qui poussent à l'ombre n'est pas aussi puissante que celle des plantes exposées en plein soleil. » (Nora Weeks p.47/48)

Cette eau chargée en énergie magnétique est alors soigneusement filtrée et coupée à cinquante pour cent avec de l'eau-de-vie, ce sont ce qu'on appelle les «Teintures Mères.» De ces teintures, on prélève une quantité également coupée à cinquante pour cent d'eau de vie, pour la stabilité du produit. Ce sont les flacons qui se trouvent dans le commerce.

Posologie

Pour la posologie : 4 fois par jour 4 gouttes. Plus souvent si cela s'impose. C'est le patient qui sent quand il en a besoin, puisqu'il agit sur l' « aujourd'hui et maintenant ». Comme ce n'est pas une « matière » mais une « énergie », 4 gouttes dans une bouteille d'eau qu'on emporte au travail, dynamisent toute la bouteille et font aussi l'affaire. C'est parfois délicat de sortir son flacon en pleine réunion ou pendant le travail ; tandis qu'avoir sa bouteille d'eau près de soi, est passé aujourd'hui dans les mœurs.

Il est important de noter aussi que ces Teintures Mères, ne périment pas n'ayant pas d'agents physiques qui pourraient fermenter. Il y a néanmoins toujours une date de péremption sur les flacons. C'est obligatoire, dans les nouvelles lois.

Pour les personnes souhaitant éviter l'alcool dans leur préparation, lorsque cette dernière est destinée aux enfants ou aux bébés par exemple, on peut faire les dilutions dans de l'eau bouillante et laisser bien refroidir avant de les mettre dans le flacon et de le refermer. Comme cela, l'alcool peut s'évaporer mais le magnétisme dans l'eau reste bien réel et les fleurs gardent toute leur efficacité. On peut aussi, pour les bébés, tout comme pour les personnes alitées, masser les parties tendres du corps, comme le cou, l'intérieur des poignets lors du bain ou du change. C'est quelquefois plus facile pour les mamans de faire comme cela pour des bébés en difficulté. Les dilutions peuvent aussi être mises dans les crèmes ou les huiles de massage. Elles travailleront pendant et après les soins ainsi que pour les personnes alitées.

« C'est la technique simple qu'il attendait depuis longtemps - la simplicité des choses fortes, car le feu, la terre, l'air, et l'eau – les quatre éléments - sont présents et œuvrent ensemble pour produire des remèdes guérisseurs de grande puissance. La terre pour nourrir la plante, l'air pour l'entretenir, le soleil ou le feu pour lui permettre d'assimiler son énergie, l'eau pour recueillir et être enrichie par sa bienfaisante énergie curative magnétique... Cette technique pratique et simple de préparation le convainc que la véritable connaissance est accessible non par l'intellect humain mais par les facultés que l'homme possède de voir et d'admettre les vérités simples de la vie. » (Nora Weeks p.49)
C'est la résonance que ces remèdes peuvent avoir sur nous car nous sommes nous aussi un concentré des quatre éléments et nous le voyons bien dans la vie de tous les jours : si l'un de ces éléments nous fait défaut, ne fût-ce qu'un seul, nous ne pouvons pas vivre.

Ces Élixirs ont cette qualité non négligeable de n'avoir aucun effet indésirable, toxique, ni de contre-indication, ni même de surdosage... Ils sont compatibles avec toute autre médication qui serait prescrite par le médecin, même les thérapies lourdes : la chimiothérapie ou radiothérapie comme on les propose pour le cancer, ou l'insulinothérapie pour les personnes atteintes du diabète. N'oublions pas non-plus l'antibiothérapie ou entre autres, les traitements si lourds et difficiles à vivre, comme par exemple la gestation médicalement assistée…

Toute plante est guérisseuse ou bio-indicatrice d'un besoin de la terre. On ne qualifie de « médicinales » que les plantes. Pourtant, les métaux et les minéraux aussi soignent ; même les animaux soignent également. La nature fait produire à la terre ses médicaments et l'homme sensé ne les dédaigne pas. En effet, les plantes sont là, à notre disposition et font partie intégrante de notre vie ; elles nous nourrissent (tous les végétaux comestibles). Elles nous soignent (plantes composant la pharmacopée). Alors il paraît logique que certaines plantes « Supérieures » comme le disait Bach, puissent venir en aide à notre Moi profond. Ce dernier étant de qualité supérieure à l'esprit et au corps, il est nécessaire que les plantes auxquelles il a affaire soient elles aussi supérieures. Ce sont des véritables élixirs.

Au dictionnaire, on trouve à élixir : « eau animée ». C'est une eau qui a un feu. Elle soigne nos émotions négatives, qui sont elles aussi en quelque sorte un feu, mais négatif et corrosif.

« Émotion » vient du latin : « *emovere* » qui signifie « mettre en mouvement. » Une émotion est ce qui fait mouvoir l'esprit, que ce soit vers une pensée nocive, qui devient une perturbation mentale, telle que la peur, la haine ou autres… Ou encore une pensée bénéfique, telle que la compassion, la joie ou autres… Tant qu'elle est dans la juste mesure, pourquoi s'en débarrasser ? Mais si cette émotion, bénéfique au départ, est en déséquilibre, elle en devient nocive. On dira alors que cette personne a les défauts de ses qualités. Il s'agit d'une prise de conscience à faire, que ce déséquilibre qui nous affecte n'est pas nous ! Nous pouvons en sortir grâce aux Fleurs car celles-ci agissent sur le pôle positif de cette émotion que nous possédons en nous et qui, suite à un événement ou un vécu, connu ou pas, est en déséquilibre et génère une souffrance. C'est pour cela que, comme dit précédemment, il y a des Fleurs dites de type, qui reviennent souvent dans la composition du flacon parce que cette émotion-là fait partie de la personnalité : jalousie, enthousiasme excessif, distraction etc. Il en va de même pour d'autres émotions qui auront elles aussi leur Fleur, plus en résonnance avec le ressenti et qui correspondent à un déséquilibre momentané : coup de gueule, découragement, fatigue, etc. Par exemple, la merveilleuse qualité de l'enthousiasme qui signifie en grec : « traversé par un dieu », si porteuse d'énergie positive, en grand déséquilibre, peut donner le fanatisme

L'action des Fleurs

Il y a une similitude importante et bien réelle entre les plantes et l'humain. La molécule de sève et celle de sang ont une base commune. Celle de la sève s'enroule autour du magnésium et celle du sang autour du fer. Il y a également des concepts chimiques communs à l'humain et au végétal : sel, mercure, soufre.

- Les Racines : concernent tout ce qui relève de l'implantation dans le concret, le physique. Elément terre. Peut se comparer au corps. Sel.
- La Tige : est comparable au système circulatoire et les feuilles sont du domaine aérien. C'est le volatil. Elément air. Peut se comparer à notre psychisme. Mercure.
- La Fleur : renvoie sa force solaire par ses couleurs et son parfum. Elément feu. notre Moi profond. Soufre.

Il s'agit bien de concepts qui sont connus universellement. Il ne s'agit en aucun cas de chercher du soufre, du mercure ou du sel dans les plantes ou dans le malade.

L'action des plantes en nous est du domaine de l'énergie magnétique. Tout être vivant dans la nature a une vibration. Minéraux et métaux participent aussi d'une certaine forme de vie qui est très différente de la nôtre. Ils sont eux aussi d'une façon incontestable vivants, puisqu'ils évoluent et se transforment grâce à leur vibration, qui est très lente mais, c'est une vibration quand même, et les font paraître à nos yeux comme inanimés.

C'est grâce à sa sensibilité, qu'Edward Bach trouvait ses Fleurs en se promenant dans la campagne anglaise, observait les plantes, les touchait, les mettait sur sa langue et ainsi « sentait » ce pourquoi elles étaient soignantes. Elles sont respectueuses de notre être et c'est pour cela qu'on dit plutôt « rencontrer » des Fleurs plutôt que « prendre » des Fleurs. C'est aussi pour cette raison qu'il est parlé d'effort spirituel. Les bouddhistes, entre autres, nous parlent clairement de la motivation qui doit précéder et accompagner tout effort. Toute cure nécessite un désir de guérison. J'aime ce mot « rencontrer » en ce qui concerne les Fleurs de Bach, parce qu'il implique une union ; les deux parties sont actives, comme dans une histoire d'amour, chacun fait une partie du chemin : c'est ce fameux effort spirituel et mental, cité par le Docteur Bach. Le fonctionnement de ces Fleurs en nous est très différent de celui d'un remède classique. Lorsqu'on a mal à la tête, on prend une aspirine et on attend d'en ressentir les effets. Rien à voir avec l'action des Fleurs, que nous accueillons et qui travaillent en nous. Il s'agit en réalité de l'énergie de la plante enrichie par la chaleur et la lumière du soleil, et qui lui donnent cette qualité si particulière. Cette vibration pleine de force solaire vient se mettre en connexion avec notre vibration négative et en prenant de plus en plus de place, elle va rééquilibrer l'émotionnel jusqu'à sa juste mesure. Nous savons que tout vivant dans l'univers est vibration. C'est pour cela qu'on parle de résonance. Ne dit-on pas de deux personnes qui s'accordent qu'elles vibrent à l'unisson ? Le Principe actif n'est donc pas matériel, pourtant il est visible et constatable physiquement.

Soyons bien conscients qu'on ne change pas la nature des gens. L'angoissé sera toujours une nature angoissée mais avec les Fleurs, cela ne sera plus pour lui une souffrance qui le submerge, parce que l'émotion sera revenue à une juste mesure. En cela, ces Fleurs sont des véritables « re-mèdes ». Comme leur nom l'indique, ils remettent l'émotionnel à son juste milieu. Ne faisons donc pas d'amalgames inconsidérés car les Fleurs de Bach sont actuellement mises à toutes les sauces : cela va de « gouttes miracle » au régime d'amaigrissement, en passant par différentes soi-disant possibilités, comme la cosmétique, parfums, ou autres, qui les desservent aux yeux du public plutôt que de documenter les personnes qui souhaitent en savoir plus. Comme elles ne sont pas une panacée universelle ni des gouttes miracle, cela occasionne des déceptions et des désillusions, parce qu'elles sont détournées de leur but premier et véritable. Mettons-les à leur juste place en les prenant pour une médecine douce des émotions. Elles nous aident au quotidien, comme le prônait le Docteur Bach disant qu'elles devraient être dans chaque foyer, et chacun devrait pouvoir se soigner lui-même pour les petites choses de la vie courante. Nul en effet ne connaît mieux son ressenti que la personne elle-même. « La guérison finale et totale vient de l'intérieur, de l'Ame elle-même qui par sa bienveillance répand l'harmonie dans la personnalité quand il lui est permis de le faire. » (La guérison par les Fleurs, p. 35)

Il a intitulé son livre *Guéris-toi toi-même*, ce n'est pas par hasard. En fait, c'est le patient qui se choisit lui-même ses Fleurs par ce qu'il dit, et comment il le dit. Ce n'est pas le conseiller qui lui sélectionne une Fleur parce qu'il a l'impression qu'il en a besoin. Le patient se les choisit, en reconnaissant telle ou telle émotion en lui, qu'il est seul à pouvoir identifier, et qui appelle une ou plusieurs Fleurs. Le conseiller est un miroir qui lui renvoie son émotion à ce moment-là avec ses mots à lui, sans aucun jugement moral, ou sur le bien-fondé de ce ressenti que la personne vit à cet instant-là. Il n'est pas là pour juger. Cette émotion-là est une réalité pour le patient et le fait souffrir. C'est particulier et personnel à chacun, et c'est son ressenti aujourd'hui et maintenant, il n'est peut-être pas le même qu' hier ou qu'il y a quelques jours. C'est pour cela que c'est une erreur de croire qu'on peut faire des flacons à l'avance, des complexes pré-organisés, comme ceux qu'on trouve dans certaines boutiques de produits naturels ou bios, du type « Examens », « Ménopause », « Sommeil » etc. Pour Edward Bach, le thérapeute n'est que l'intermédiaire qui permet au patient de renouer avec lui-même.

Dans une lettre à un petit groupe d'amis venus travailler avec lui quelque temps avant sa mort en octobre 36 :

« Nous ne nous laisserons jamais emporter par les louanges ou le succès que nous rencontrerons dans notre Mission, sachant que nous ne sommes que les messagers du Grand Pouvoir… Et affirmer à mesure que les malades vont mieux, que les plantes guérisseuses de la campagne, sont le cadeau de la Nature. » (Écrits originaux, p. 191) Observons que c'est ainsi que les chamans travaillent. Ils ont le don de capter l'énergie cosmique et la faire passer dans le malade, pour sa guérison. Ils sont comme un canal. C'est aussi pour cela qu'ils ne veulent pas être payés. En ce qui concerne les chamans, c'est un don et cela doit rester gratuit, sinon ils perdent leur don.

Suivant les personnes, les Fleurs agissent plus ou moins vite et il faut alors réadapter le flacon en fonction de l'émotion qui est apparue à la surface après l'action des Fleurs. Nous voilà au cœur même de la méthode Bach. Je voudrais illustrer la subtilité de l'action de ces Fleurs par un exemple en détaillant une fleur en particulier : le patient consulte parce qu'il « ne dort pas ou mal », c'est un mot bateau qui contient tout son mal-être avec lequel celui qui est dans la confusion ne fait pas le tri de ce qu'il ressent. En creusant en lui-même, il se rend compte peut-être qu'il y a en lui de la colère. Holly (houx) est une des Fleurs de la colère. La colère est le ressenti émotionnel qui apparaît en surface, et qui prend toute la place. Si, en apparence, cette personne à besoin de cette Fleur-là, ce n'est peut-être pas juste pour autant. Cette colère peut être provoquée par le fait que cette personne ne supporte plus de ne pas arriver à faire un choix dans sa vie et de se disperser: Wild Oat (folle avoine) : serait plus adaptée à ce qu'elle ressent, en la recentrant sur son souhait profond. Si cette colère est provoquée par le fait que cette personne n'arrive pas à choisir parce qu'elle écoute Pierre, Paul ou Jacques, une autre Fleur lui conviendra : Cerato (plumbago). Et pourtant, l'émotion avec laquelle elle est venue parce qu'elle dort mal est la colère, mais ce n'est pas forcément de Holly dont elle a besoin, ou pas seulement. Cette colère peut aussi être provoquée par un manque de confiance en soi. Larch (mélèze) sera alors la Fleur qu'il faudrait lui conseiller. Et c'est toujours la colère en surface… Si on donnait uniquement Holly (houx), dans les cas que je viens de citer, la personne dirait que cela n'agit pas et ce, parce que la colère serait apaisée momentanément mais pas ce qui la génère et cette colère reviendra.

La forme physique des Fleurs est souvent déjà une indication de son utilité. C'est ce qu'on appelle la signature des plantes. Détaillons un peu la signature de cette Fleur Holly (houx): sa petite fleur blanche en forme de croix donne une image de pureté, de retour vers soi, comme un recentrement. Ne dit-on pas quand on est en colère : « je suis hors de moi » ? Elle apporte la douceur de l'amour (contraire de la haine). Son feuillage toujours vert, donne une idée d'éternité, *d'amour inconditionnel* qui ne se confond pas avec le sentiment d'amour. Les baies sont rouges comme l'amour ; mais le rouge est aussi la couleur de la haine et de la colère, « voir rouge », état négatif du houx. Les baies de celui-ci sont d'ailleurs vénéneuses (colère =poison). C'est aussi une plante qui à besoin de lumière. Cet Elixir apporte la lumière de l'amour dans l'obscurité de la négativité. Ne dit-on pas aussi : « aveuglé par la haine » ou « colère noire ». Pour certaines plantes de houx, le bas est très dentelé, comme si l'obscurité la rendait vulnérable et nécessitant une défense, tandis que le haut de la plante présente des feuilles presque lisses. C'est comme si elles se sentaient moins vulnérables parce qu'elles ont plus de lumière. Voyez comme la Nature est savante ! Tellement plus que nous, et comme elle nous enseigne sur la vie, quand on se donne la peine de la regarder. Et de s'adapter à ce qu'elle nous enseigne.

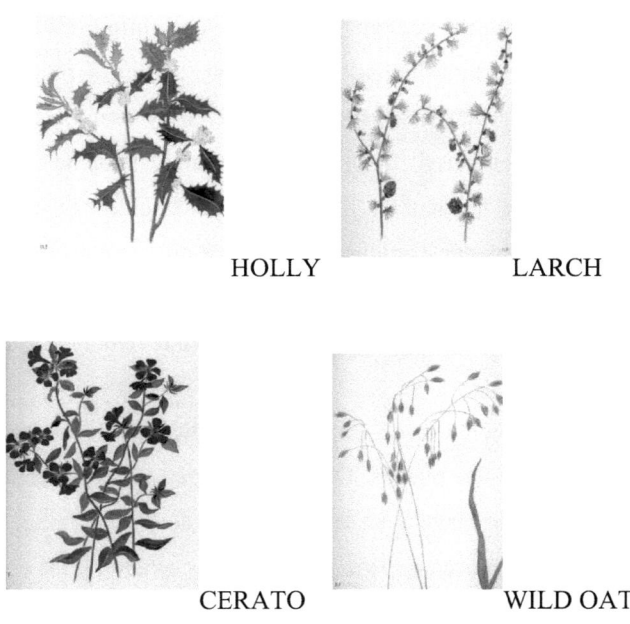

HOLLY   LARCH

CERATO   WILD OAT

Ce détail d'une Fleur en particulier pourrait se faire aussi pour les trente-huit autres. Je tiens à rappeler qu'on ne soigne pas une maladie physique comme une pneumonie, une grippe ou un cancer avec des Fleurs de Bach, puisque ce n'est pas une matière travaillant sur une matière. Mais il s'agit bien d'une énergie vibratoire agissant sur l'état d'esprit négatif que cette maladie procure au malade : résignation, impatience, négation, colère, découragement, peur, etc. Ce ne sont pas des « médicaments » au sens où on l'entend, comme un antidouleur ou antibiotique. Cette vision des choses dérange parfois ceux qui voudraient y trouver un principe actif physique. L'action des Fleurs de Bach sur cet état d'esprit négatif, va peut-être aider positivement le malade dans l'évolution de la maladie physique, la façon de supporter les médicaments, ou leur action sur l'organisme, et accélérer le processus de guérison. D'où l'importance de leur union avec la médecine traditionnelle dans le soin des malades.

Ces Fleurs pourraient aussi être de très grande utilité pour les diététiciens, naturopathes et nutritionnistes. Beaucoup de choses ont été découvertes et constatées par les chercheurs concernant ces domaines depuis le décès du docteur Bach, mais il n'en reste pas moins d'une grande actualité de par sa découverte des « nosodes », dont il a été question précédemment. Voici ce qu'il dit à propos de la nutrition :

« Le contenu du tube digestif est le milieu dans lequel nous vivons, dont nous retirons nos liquides et notre nourriture. Il est semblable à l'eau dans laquelle évolue l'amibe unicellulaire. Il est essentiel qu'il soit pur et contienne des matières indispensables à la vie ; de plus, il ne doit renfermer aucune substance qui puisse endommager le corps et contre laquelle il n'existe aucun mécanisme de protection. C'est sûrement une des merveilles de la Nature qu'elle soit capable d'avoir affaire à un contenu intestinal tellement varié, d'où il ressort que les différentes races ont prouvé leur pouvoir d'adaptation. Considérez un peu la variété des modes d'alimentation des différents pays. Pensez aux différences de compositions du contenu intestinal qui en découlent. Et pourtant les races survivent »… « Il est très probable que la race humaine ait dû vivre à l'origine d'aliments crus, fruits et nourriture des Tropiques, et le tube digestif humain se développpa de telle sorte qu'il puisse traiter de telles produits. Pourtant des ramifications de cette race ont migré vers des climats plus tempérés et de nombreuses nations vivent presque exclusivement de nourriture cuite, ce qui modifie complètement le contenu intestinal, et pourtant la race survit. Certes elle vit, mais elle souffre. Elle souffre de centaines de maladies, d'un état de santé affaibli et d'une perte de vitalité physique. » (Conférences, p. 172-173)

En 1924, Il écrit dans le British homéopathic journal :
« La nourriture est le carburant du moteur humain, qui approvisionne la plus minuscule cellule de la plus merveilleuse des machines : le corps humain. Mais, comme je vais vous le montrer, si la matière première manque de ses composants essentiels, cela n'entrainera pas seulement une baisse d'énergie, mais ouvrira la porte à quantités de possibilités d'intoxications et de proliférations nuisibles, qui mettrons à mal le parfait et sain fonctionnement de l'être humain. » (Conférences, p.188)

Il parlait déjà, sans le savoir peut-être, de tous les problèmes de santé qui inquiètent aujourd'hui si fort l'OMS dû aux manques et à la pauvreté de notre nourriture et de celle de nos enfants ; de cette « malbouffe » qui occasionne toutes sortes de dérèglements qui sont à l'origine de l'affaiblissement de l'humanité, et par conséquent, de beaucoup de maladies dérivées de ces carences et de ces aliments de mauvaises qualité pleins d'additifs et de conservant. Je pense à nos fruits et légumes irradiés afin de garder ainsi leur «fraîcheur», ainsi qu'à nos viandes pleines d'antibiotiques. Sans parler des maladies qui se développent à cause du manque de nourriture, comme c'est le cas dans certains pays qui souffrent de famine. Je m'inquiète pour les générations futures, de cette pollution qui envahit tout, y compris les plantes, qui bien malgré elles, se retrouvent chargées de substances qui ne font pas partie de leur être, et qui, quelque part, sont détournées de leur but premier, qui est celle de nous apporter ce dont notre corps a besoin pour vivre et s'immuniser. Que dirait aujourd'hui le Docteur Bach qui avait cette foi inébranlable dans la pureté de la Nature ?

Il est facile de constater que le bol alimentaire avalé ressort presque en enter, ou à peu de choses près. Et pour les liquides ingurgités, il en va presque de même. Alors nous sommes en droit de nous demander ce qui nous a nourris dans ce bol alimentaire, en dehors des sels minéraux, des vitamines, des oligo-éléments etc. ? Parce qu'un bon transit, permet une évacuation après chaque repas, observons déjà nos bébés. Ne peut-on pas penser que nous sommes aussi nourris d'une certaine énergie que contiennent les aliments ? D'où l'importance d'une nourriture saine et la plus riche et variée possible.

J'aime parler des Fleurs de Bach autour de moi parce que je suis convaincue qu'il s'agit d'un moyen simple de pouvoir aider et s'aider. Pour moi, elles sont du domaine du feu (eau animée) puisque comme nous l'avons vu précédemment, elles sont chargées de force solaire et de ce « quelque chose » qui est dans l'air, principalement au printemps et en été, et qui permet, le réveil de la nature et des plantes, développe la floraison pour arriver aux fruits, chargés de graines, merveilleuse promesse de vie pour l'année suivante. Cette générosité de la nature, qui donne sans compter et sans préjuger, est passée dans la Fleur, qui nous donne sa qualité positive dont nous avons besoin à ce moment-là, pour nous rééquilibrer. En fait, leur action est comparable à ce fameux « amour inconditionnel », celui qui donne sans rien attendre en retour. L'Amour, comme chacun le sait, est une vibration de feu. Quand il est positif, il réchauffe et anime et fait bouger plein de choses. Mais en négatif, il brûle, consume et détruit. Nous pouvons juste le constater même si on n'a jamais trouvé son principe actif dans des prises de sang ou des autopsies.

Mais nous ne sommes pas éternels, et c'est même la seule chose dont nous sommes sûrs. Notre finitude est inscrite dans nos gènes. Ces élixirs du Docteur Bach sont une merveilleuse aide mise à notre disposition par la nature. Je trouverais dommage de ne pas s'en servir pour nous aider dans notre aventure terrestre, à aller vers ce Vivant qui est en nous et le débarrasser le plus possible de toutes les scories qui l'encombrent, pour renouer le mieux possible avec notre Moi Profond. A la fin de sa vie, le Docteur Bach était satisfait, car il considérait son œuvre achevée et sa succession assurée par ses fidèles amis. Il s'éteint paisiblement dans son sommeil le 27 novembre 1936.

À ceux qui veulent approfondir cette recherche du Vivant en eux, je conseillerais de se pencher sur les textes philosophiques de Bach. Mais aussi et surtout de méditer les grands textes traditionnels : bouddhistes, hébraïques, soufis, grecs, chrétiens, animistes. En lisant sans se lasser les paroles saintes et sages, chaque temps sera pour leurs cœurs comme une rosée toujours plus abondante et toujours plus nourrissante. Le parallèle à faire entre ceux-ci et la pensée de Bach, nous entraînerait trop loin et sortirait du cadre de ce travail qui est surtout centré sur Le Docteur Bach en rapport avec la santé et le bien-être.

« La nature nous fournit tout ce qui est nécessaire à la vie. Il s'suffit de lui venir en
aide sans rien forcer ni détruire »
Louis Cattiaux

RÉPERTOIRE DES FLEURS ET LEUR POSITIF

Voici un répertoire des Élixirs du Docteur Bach, avec le mot-clé de l'émotion et le positif apporté par ceux-ci. Ce tableau peut, dans un premier temps, aider celui qui cherche à identifier une émotion qui le ferait souffrir. Les textes repris dans ce répertoire sont principalement empruntés à Bach, dans son livre : « La Guérison par les Fleurs ». Sa façon de voir va toujours dans le positif de la vie, et tire l'homme vers le haut. C'est une merveilleuse façon de « prendre soin ». Ces descriptifs d'émotionnel peuvent toujours être retravaillés et nuancés plus en détail ou en profondeur avec l'aide d'un thérapeute ou d'un conseiller pour un ajustement du ressenti de la personne, et l'optimisation dans le choix de la Fleur qui lui convient le mieux.

J'ai rajouté une petite correspondance avec les chakras et un petit résumé de leur action, ainsi que leur couleur respective que le Docteur Bach avait attribuée à chaque groupe de Fleurs.

• **Premier chakra** (Racine, rouge, besoins physiques).
Se place en dessous du coccyx. Elément Terre. Besoins physiques. Pourrait correspondre à la note de musique Do.

• **Deuxième chakra** (Rate, orange, sexualité, émotions).
Se place en dessous du nombril. Elément Eau. Sexualité, émotions. Pourrait correspondre à la note Ré.

• **Troisième chakra** (Solaire, jaune).
Se place au niveau du plexus solaire touche notre émotionnel. Elément Feu. Pourrait correspondre à la note Mi.

- **Quatrième chakra** (Cœur, vert).

Se place au milieu de la poitrine. Elément Air. Amour. Pourrait correspondre à la note Fa.

- **Cinquième chakra** (Gorge, bleu).

Se place donc dans la gorge. Elément : Son. Communication. Pourrait correspondre à la note Sol.

- **Sixième chakra** (Troisième œil, bleu indigo).

Se place au front. Elément : Lumière. Intuitions. Pourrait correspondre à la note La.

- **Septième chakra** (Couronne, violet).

Se place au sommet de la tête. Elément Ether. Conscience Supérieure. Pourrait correspondre à la note Si. C'est pour cela que dans les représentations des Bouddhas éveillés, ils ont un chignon sur le sommet de la tête, pour nous indiquer qu'ils sont arrivés à ce degré de conscience supérieure.

Les Fleurs de Bach peuvent aussi parfois avoir une utilité lors d'affections physiques. Elles aident par exemple lors d'un lombago, on peut prendre en complément Rock Water (eau de Roche), qui est une Fleur qui aide lors d'une certaine rigidité que l'on s'impose consciemment ou pas. Le Docteur Bach disait : Si en tant que médecin, un patient vient nous voir avec une rigidité corporelle qui le handicap, essayons de voir ce qu'il y a de rigide dans son caractère ou dans son vécu. On les conseille alors en complément de la prescription médicale. Cette façon de voir, très présente dans la façon de faire un diagnostic qu'avait le Docteur Bach, peut se faire avec toutes les fleurs.

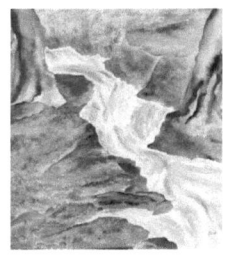

ROCK WATER

Les animaux étant aussi construits sur le chiffre trois, tout comme nous et en tant qu'être vivants, ont aussi leurs émotions, chocs, tout comme les humains. Ils donnent parfois des signes d'agressivité ou de jalousie, déprime, de dépendance, entre autres. Les fleurs de Bach leur sont aussi d'une grande aide.

Elles ont toute leur place dans les jardins ou les terrasses. Lorsque les plantes ont subi une transplantation d'un endroit vers un autre : manque d'eau, agressions climatiques, envahissements !

Il y aurait aussi moyen de parler du Docteur Bach et une certaine forme d'écologie, mais cela sortirait une fois de plus du cadre de cet ouvrage destiné au bien-être et à la santé.

AGRIMONY (*Aigremoine, Agrimonia eupatori*)

- **Hypersensibilité aux influences et aux idées (Jaune)**

- Souffrances cachées derrière un masque jovial, les personnes qui en souffrent cachent leurs soucis derrière la gaieté et l'humour et le badinage, elles aiment la paix et fuient les discussions. Elles sont prêtes à céder beaucoup pour les éviter. Abusent souvent de l'alcool et des drogues pour se stimuler et supporter leurs épreuves avec bonne humeur.

- Apporte : acceptation de soi-même. Optimisme et joie de vivre

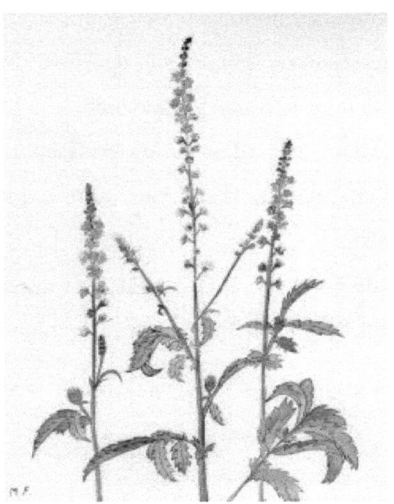

ASPEN (*Tremble, Populus tremula*)

- **Peurs (violet)** Les personnes qui en souffrent ont des peurs et des angoisses inexpliquées, des craintes vagues pour lesquelles on ne peut donner aucune explication, et qui peuvent les hanter le jour et la nuit. Et elles craignent souvent de parler aux autres de leurs troubles.

- Apporte : Foi, hardiesse, courage, compréhension face à l'imprévisible.

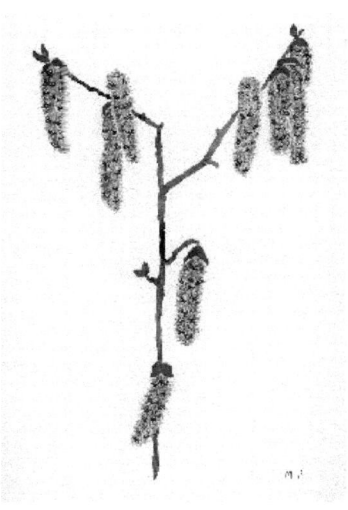

BEECH (*Hêtre, Fagus sylvatica*)

- **Souci excessif du bien-être d'autrui (Rouge)**

- Les personnes qui éprouvent le besoin de voir plus de bien et de beauté dans tout ce qui les entoure, et bien qu'il puisse se révéler beaucoup de mauvais, savoir discerner le bien qui gagne peu à peu. Ceci afin d'être plus tolérants, plus indulgents et plus compréhensifs en ce qui touche les différentes voies empruntées par tout individu en toute chose pour atteindre la perfection finale.

- Apporte : tolérance, compassion, indulgence, affection.

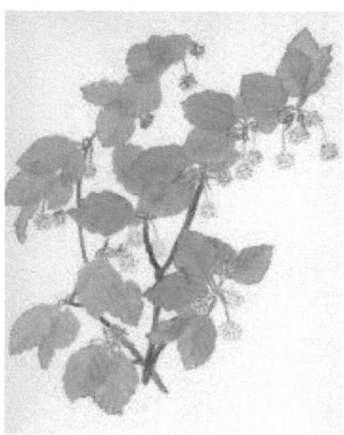

CENTAURY (*Centaurée, Centaurium imbrellatum*)

- **Hypersensibilité aux influences et aux idées (Jaune)**

- Bons, tranquilles et doux, ces gens sont extrêmement soucieux de rendre service aux autres. Ils se surmènent et présument trop de leurs forces. Ils veulent trop en faire et deviennent plus des serviteurs que des aides bénévoles. Ce faisant, ils peuvent en arriver à négliger leur propre chemin de vie. Dévouement exagéré. Ne sait pas dire non

- Apporte : détermination, réalisation de soi, disponibilité. Savoir mettre ses limites dans le respect de soi d'abord, et ensuite celui des autres.

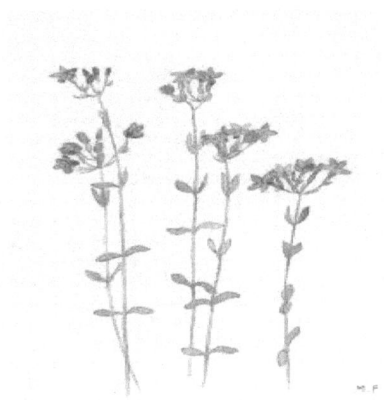

CERATO (*Plumbago, Ceratostigma villmotiana*)

- **Incertitudes (Indigo)**

- Pour ceux qui n'ont pas assez confiance en eux-mêmes pour faire ce qu'ils ont décidé. Ils recherchent constamment l'approbation et l'avis des autres et sont souvent fourvoyés

- Apporte : intuition, certitude intérieure, bonne coordination entre la pensée concrète et abstraite.

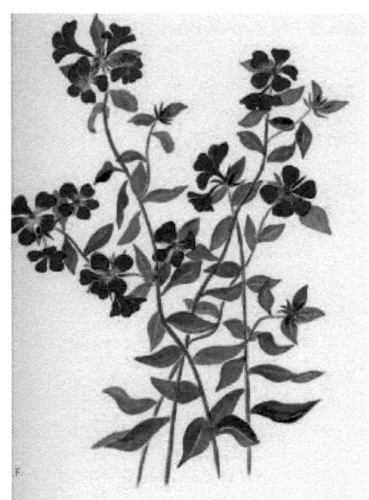

CHERRY PLUM (*Prunier myrobolant, Prunus cerasifera*)

- **Peurs (Violet)**

- Quand on a peur d'avoir l'esprit surmené, de perdre la raison, de faire des choses terribles que l'on redoute, que l'on ne veut pas faire et que l'on sait mauvaises, mais qui viennent cependant à l'esprit et qu'on à l'impulsion de faire. Peur de perdre la raison

- Apporte : Foi et courage en son vrai Moi, confiance en dans le Divin en nous

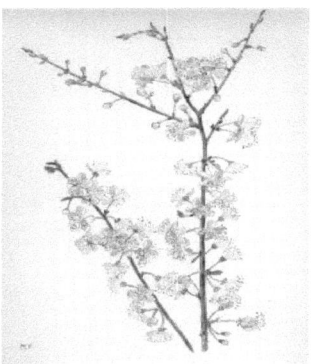

CHESTNUT BUD (*Bourgeon de Marronnier, Aesculus hippocastanum*)

- **Manque d'intérêt pour le présent (Bleu)**

- Pour ceux qui ne tirent pas pleinement avantage de l'observation et de l'expérience et à qui il faut plus de temps qu'à d'autres pour apprendre les leçons de la vie quotidienne, alors qu'une expérience serait suffisante pour d'autres. Ils se surprennent à regret à refaire la même erreur en différentes occasions. Ils ne tirent pas les leçons des erreurs passées.

- Apporte : Réflexion et prise de conscience. Observation. Esprit de synthèse.

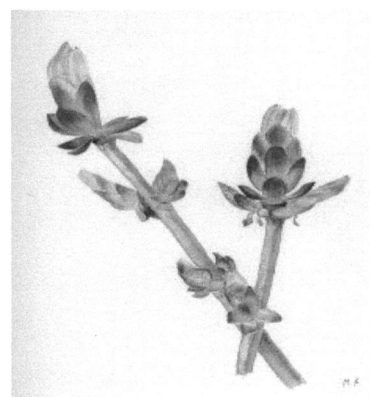

CHICORY (*Chicorée, Chicoribus intibus*)

- **Souci excessif du bien-être d'autrui (Rouge)**

- Pour ceux qui sont très attentifs aux besoins des autres. Ils ont tendance à prendre exagérément soin des enfants, des parents, amis, trouvant toujours quelque chose à réformer. Ils sont continuellement à rectifier ce qui, à leur avis, ne va pas, et ils y prennent plaisir. Ils font preuve d'une certaine possessivité et d'un apitoiement sur soi.

- Apporte : Altruisme, amabilité, sollicitude partage inconditionnel.

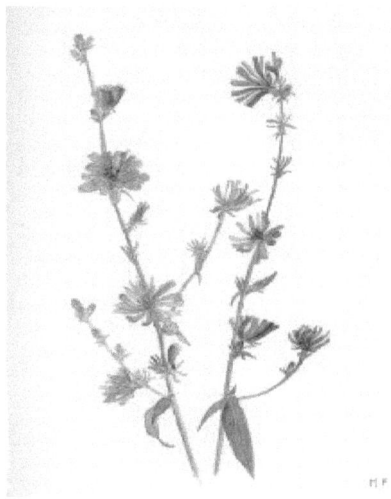

CLEMATIS (*Clématite, Clematis vitalba*)

- **Manque d'intérêt pour le présent (Bleu)**

- Voiçi pour les rêveurs, les endormis, sans grand intérêt pour le présent ni dans la vie. Ils ne sont pas vraiment heureux dans leur situation actuelle et vivent plutôt dans le futur que dans le présent, car ils vivent dans l'espoir de temps plus heureux où leur idéal pourra se réaliser. Ils s'ennuient.

- Apporte : Eveil, inspiration concrète, réalisme, concentration.

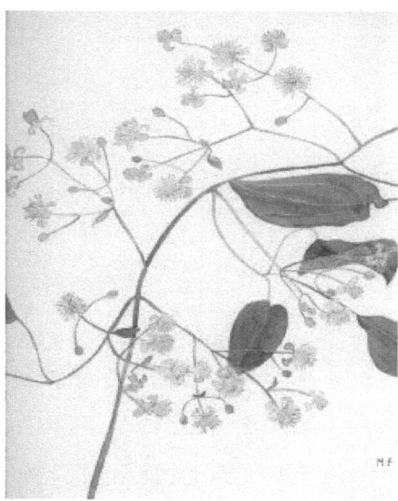

CRAB APPLE (*Pommier Sauvage, Malus pumila*)

- **Abattement - désespoir (Orange)**

- C'est le remède de dépuration, sentiment d'impureté, obsession du détail. Convient pour ceux qui ont l'impression d'avoir en eux quelque chose de pas tout à fait net. Il peut s'agir de quelque chose de faible importance, mais pour d'autres, il peut y avoir un trouble plus sérieux. Dans les deux cas, l'individu est anxieux de se débarrasser de cette chose particulière qui, pour lui, est la plus importante, et qui lui paraît essentielle de traiter.

- Apporte : purification, harmonisation et acceptation de soi, perception globale de la vie.

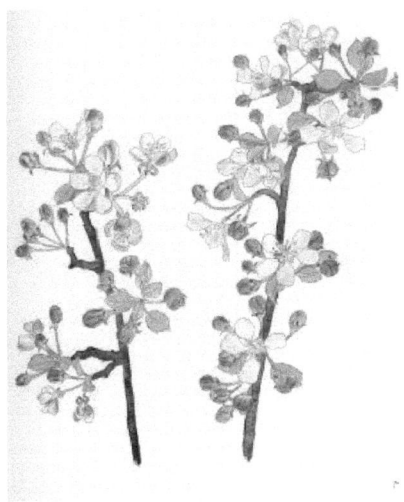

ELM (*Orme, Ulmus procera*)

- **Abattement - désespoir (Orange)**

- Pour ceux qui font un bon travail, suivent leur vocation et espèrent faire quelque chose d'importance, ceci souvent pour le bien de l'humanité. Ils connaissent des périodes de dépression quand ils sentent que la tâche qu'ils ont entreprise est trop difficile et hors du pouvoir d'un être humain. Ils en conçoivent un sentiment de surmenage et un sentiment d'incapacité.

- Apporte : sérénité face à ses responsabilités

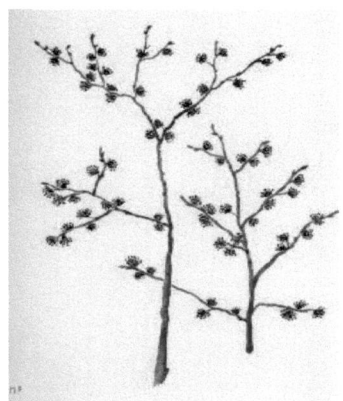

GENTIAN (*Gentian, Gentiana amarella*)

- **Incertitude (Indigo)**

- Pour ceux qui se découragent facilement.Leur maladie a beau évoluer favorablement ou leurs affaires marcher convenablement, il suffit d'un léger retard dans cette progression, du moindre obstacle qui se présente pour semer en eux le doute et les démoraliser.

- Apporte : persévérance, foi, confiance, accepter et assumer les épreuves de la vie.

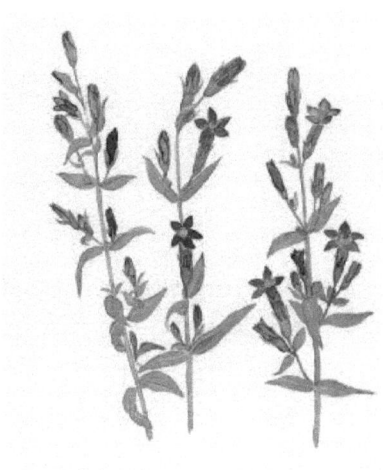

M.F

GORSE (*Ajonc, Ulex europeus*)

- **Incertitude (Indigo)**

- Pour les cas de très grande désespérance. Ils ne croient plus qu'on puisse faire quelque chose pour eux. Ils peuvent se laisser persuader, pour faire plaisir aux autres, d'essayer différents traitements ou d'essayer d'autres chemins de vie mais eux-mêmes n'y croient plus. Sentiment d'abattement et d'impuissance.

- Apporte: foi, espoir volonté qui ranime la joie intérieure.

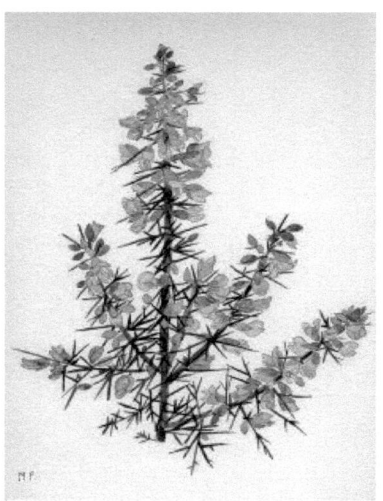

HEATHER (*Bruyères, Calluna vulgaris*)

- **Solitude (Vert)**

- Pour ceux qui sont toujours à la recherche de quelqu'un qui puisse leur tenir compagnie, car ils éprouvent le besoin de parler de leurs propres affaires personnelles avec n'importe qui. Ils sont très malheureux s'ils doivent rester seuls un certain temps. Ils sont dans la dépendance affective.

- Apporte : Altruisme et compassion, écoute désintéressée et compréhensive.

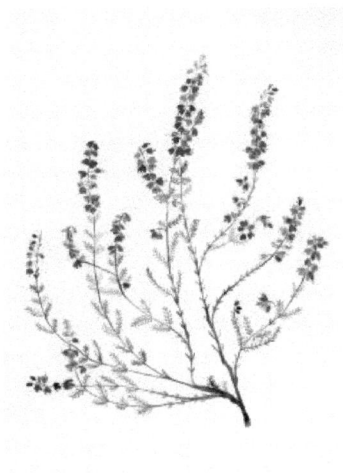

M.F.

HOLLY (*Houx, Ilex aquifolium*)

- **Hypersensibilité aux influences et aux idées (Jaune)**

- Pour ceux qui sont parfois assaillis de pensées telles que la jalousie, le désir de vengeance, la suspicion. Pour les différentes formes de contrariétés. Ils peuvent souffrir beaucoup en eux-mêmes, et souvent sans qu'il y ait une cause réelle à leur chagrin.

- Haine, colère, envie, jalousie.

- Apporte : amour, compassion, pardon, réjouissance et partage.

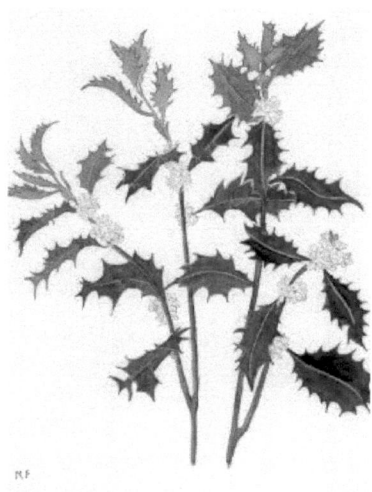

HONEYSUCKLE (*Chèvrefeuille, Lonicera caprifolium*)

- **Manque d'intérêt pour le présent (Bleu)**

- Pour ceux qui vivent beaucoup dans le passé, un temps peut-être de grand bonheur ou dans le souvenir d'un ami perdu ou d'ambitions qui ne se sont pas réalisées. Ils ne comptent pas retrouver un bonheur tel que celui qu'ils ont connu. Ils vivent dans le passé.

- Apporte : éveil à la réalité du présent, créativité, confrontation, joie.

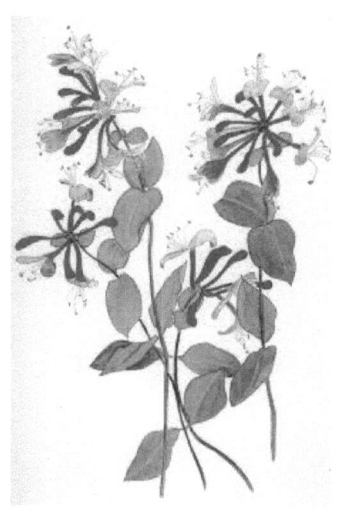

HORNBEAM (*Charme, Carpinus betullus*)

Incertitude (Indigo)

- Pour ceux qui ne se sentent pas assez forts, mentalement ou physiquement, pour porter le fardeau de la vie qui pèse sur eux ; les tâches de la vie quotidienne leur paraissent trop dures, bien qu'ils arrivent généralement à faire ce qu'ils ont à faire. Ils croient que quelque partie de leur esprit ou de leur corps a besoin d'être fortifié afin qu'ils puissent venir aisément à bout de leur travail. Lassitude mentale, asthénie.

- Apporte : engagement et intérêt pour le quotidien, créativité et vivacité qui changent la routine.

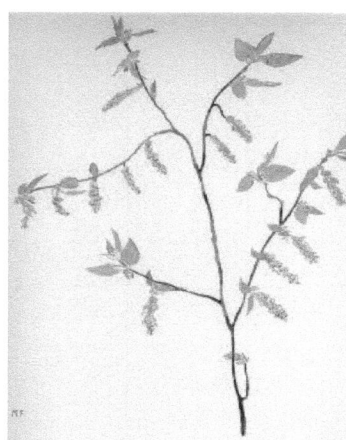

IMPATIENS (*Impatiente, Impatiens glandulifera*)

- **Solitude (Vert)**

- Pour ceux qui ont la pensée et l'action rapides et qui veulent que toutes choses soient faites sans hésitation ni en retard. Quand ils sont malades, ils sont impatients et trouvent qu'ils tardent à se rétablir. Il leur est très difficile d'être patients avec les personnes lentes car ils considèrent que c'est une faute et une perte de temps, ils s'efforcent de les rendre plus vives à tous points de vue. Ils préfèrent travailler et réfléchir seuls, de façon à pouvoir faire les choses à leur rythme

- Impatience

- Apporte : patience, douceur modération, délicatesse

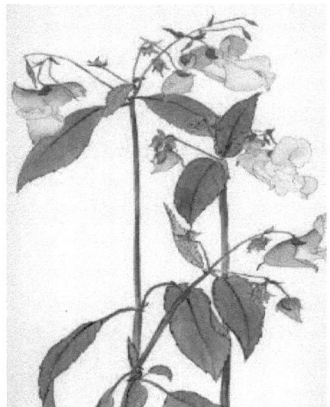

LARCH (*Mélèze, Larix decidua*)

- **Abattement - désespoir. (Orange)**

- Pour ceux qui se considèrent moins bons ou moins capables que ceux qui les entourent, qui s'attendent à l'échec, qui ont le sentiment qu'ils ne réussiront jamais et, en conséquence, ne risquent rien ou ne font pas de sérieux efforts pour arriver. Manque de confiance en soi.

- Apporte : confiance en soi, spontanéité, créativité, inspiration, courage.

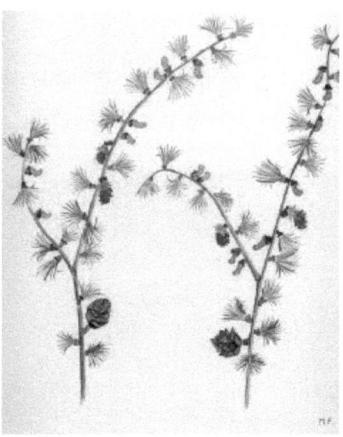

MIMULUS (*Mimule, Mimulus guttatus*)

- **Peurs (Violet)**

- S'applique à la peur de tout ce qui peut arriver de mauvais : maladie, souffrance, accidents, pauvreté ; peur de l'obscurité, de la solitude, d'un malheur. Les craintes de la vie quotidienne. Ces personnes endurent leur phobie secrètement et en silence. Elles n'en parlent pas volontiers aux autres. Ce sont des peurs bien définies.

- Apporte : courage, calme, foi ; sentiment de sécurité.

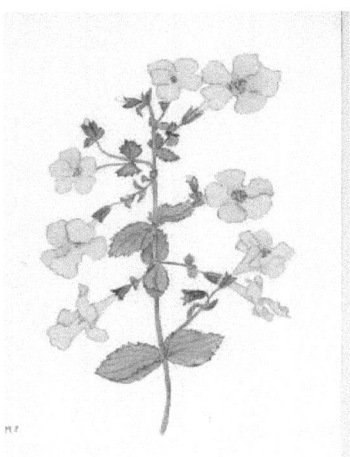

MUSTARD (*Moutarde, Sinapis arvensis*)

- **Manque d'intérêt pour le présent. (Bleu)**

- Pour ceux qui sont sujets à des accès de mélancolie ou même de désespoir, comme si un sombre et froid nuage les enveloppait et leur cachait la lumière et la joie de vivre. Il se peut qu'il n'y ait aucune raison ou explication à de telles crises. Dans ces conditions, il est à peu près impossible de paraître heureux et gai. Profonde mélancolie sans raison apparente, idées noires.

- Apporte : joie, gaité, paix, lucidité, sérénité intérieure.

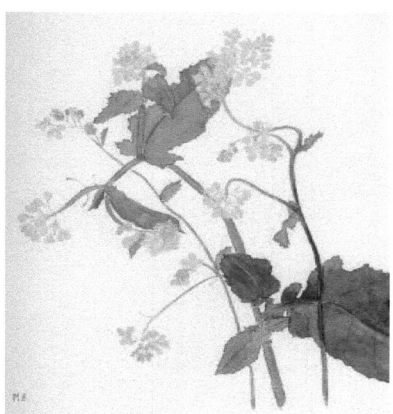

OAK (*Chêne, Quercus robur*)

- Abattement - désespoir. (Orange)

- Pour ceux qui luttent et livrent une rude bataille afin de rétablir leur santé ou leurs affaires. Ils ne cessent d'essayer une chose après l'autre, bien que leur cas puisse paraître sans espoir. Ils continueront

- Las, mais n'abandonnent pas la lutte. De se battre. Ils sont mécontents d'eux-mêmes si la maladie les empêche de faire ce qu'ils doivent ou d'aider les autres. Ce sont des gens courageux, qui ont à faire face à de grandes difficultés, sans perdre espoir ni renoncer à l'effort.

- Apporte : endurance modération, pondération, raison.

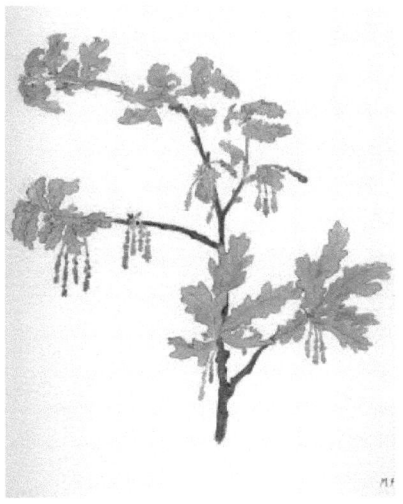

OLIVE (*Olivier, Olea europea*)

- **Manque d'intérêt pour le présent (Bleu)**

- Pour ceux qui ont beaucoup souffert moralement et physiquement et sont si las, si épuisés qu'ils se sentent incapables du moindre effort. La vie quotidienne est pour eux une lourde tâche, qui ne comporte aucun plaisir. Epuisement total.

- Apporte : renouvellement des forces, régénération, et prise de conscience de ses limites.

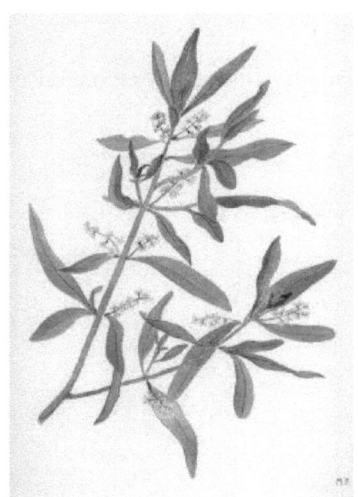

PINE (*Pin sylvestre, Pinus Silvestris*)

- **Abattement - désespoir. (Orange)**

- Pour ceux qui se critiquent eux-mêmes. Alors même qu'ils réussissent, ils pensent qu'ils auraient pu faire mieux et ne sont jamais contents d'eux ni des résultats obtenus. Culpabilité, remise en question. Ils sont durs au travail et souffrent beaucoup des fautes qu'ils s'attribuent. Il peut arriver que l'erreur ait été commise par un autre, mais ils n'en revendiquent pas moins la responsabilité.

- Apporte : compréhension, responsabilité, confiance en sa propre valeur

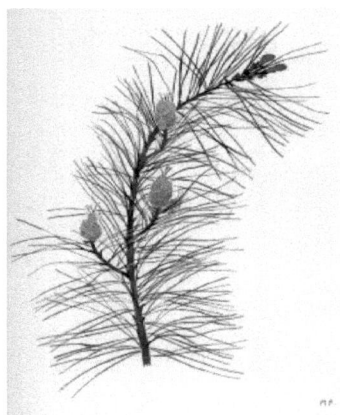

RED CHESTNUT (*Marronnier Rouge, Aesculus carnea*)

- **Peurs (Violet)**

- Pour ceux qui ne peuvent s'empêcher de se tourmenter pour les autres. Il arrive souvent qu'ils aient cessé de se tracasser pour eux-mêmes, mais ils se rendent très malheureux pour ceux qu'ils aiment, appréhendant fréquemment que quelque adversité ne vienne les frapper. C'est une peur excessive pour les autres.

- Apporte : sollicitude, calme, lucidité, paix.

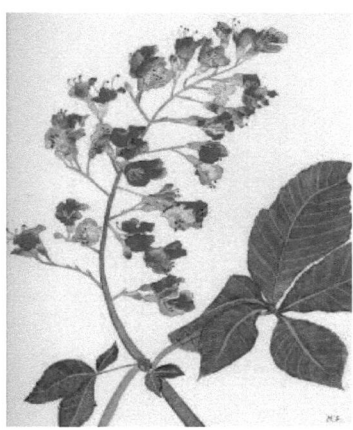

ROCK ROSE (*Hélianthème, Helianthenum nummurarium*)

- **Peurs. (Violet)**

- C'est le remède de secours. Pour les cas d'urgence, de terreur, alors même qu'il semble n'y avoir aucun espoir. En cas d'accident, de maladie soudaine, ou si le patient est très effrayé ou terrifié, ou si son état est assez sérieux pour inquiéter son entourage. Si le malade n'a pas sa connaissance, on peut lui humecter les lèvres avec le remède. L'adjonction d'autres remèdes peut être rendue nécessaire comme par exemple, en cas d'évanouissement, qui est un état de profond sommeil, la clématis.

- Apporte : courage, transcendance, héroïsme.

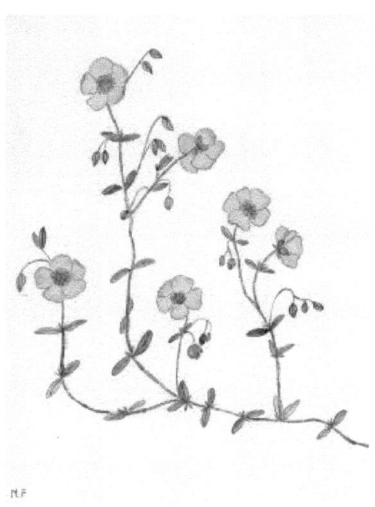

M.F

ROCK WATER (*Eau de Roche*)

- **Souci excessif du bien être d'autrui. (Rouge)**

- Ceux qui sont très stricts dans leur façon de vivre. Ils se refusent beaucoup de joies et de plaisirs, parce qu'ils considèrent que cela pourrait gêner leur travail. Ils sont des durs maîtres pour eux-mêmes. Ils veulent être sains, forts et actifs et font tout ce qu'ils estiment pouvoir les garder en forme. Ils espèrent que leur exemple incitera les autres à adopter leurs idées avec pour résultat une meilleure santé.

- Refoulement, abnégation, rigidité.

- Apporte : adaptabilité, souplesse et liberté intérieure, joie et sérénité de vivre.

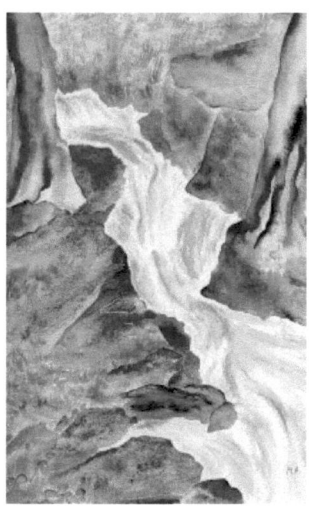

SCLERANTHUS (*Alène, Scleranthus annuus*)

- **Incertitude (Indigo)**

- Pour ceux qui souffrent beaucoup de ne pouvoir se décider entre deux choses, chacune d'elles leur paraissant tour à tour la bonne. Ce sont des personnes habituellement tranquilles, qui supportent seules leurs difficultés et ne sont pas enclines à discuter avec les autres.

- Incertitude dans les choix, indécision

- Apporte : équilibre, stabilité, concentration, esprit de décision, confiance et résolution.

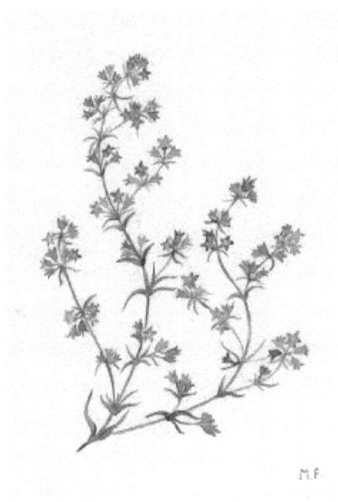

STAR OF BETLEHEM (*Ètoile de Bethléem, Ornithogalum umbellatum*)

- **Abattement - désespoir. (Orange)**

- Pour ceux qui sont en grande détresse dans des conditions qui, pour un certain temps, les rendent très malheureux. Le choc causé par de graves nouvelles, la perte d'un être cher, la frayeur consécutive à un accident, etc. Pour les séquelles d'un choc émotionnel, c'est le remède du réconfort et de la consolation.

- Apporte : quiétude, consolation, apaisement, paix, vitalité et rétablissement rapide.

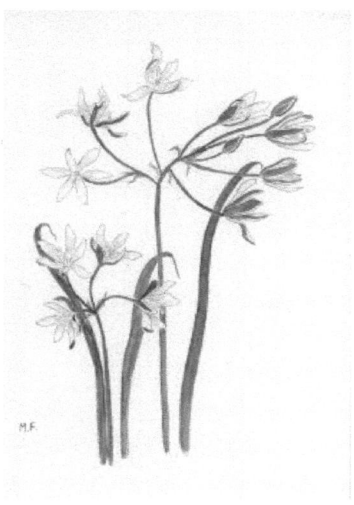

SWEET CHESTNUT (Châtaignier, Castanea sativa)

- **Abattement - désespoir. (Orange)**

- Pour ces moments où, chez certaines personnes, l'angoisse devient si forte qu'elle en paraît insupportable. Quand il semble que l'esprit ou le corps ait atteint l'extrême limite de son endurance et qu'il doive maintenant abandonner. Quand il ne reste apparemment plus rien à envisager que l'anéantissement. Extrême angoisse de la nuit noire de l'âme.

- Apporte : foi, transcendance, rédemption, délivrance, transformation profonde.

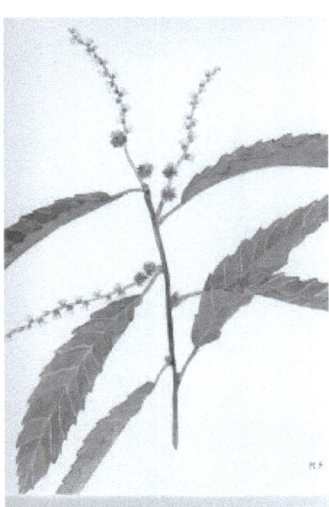

VERVAIN (*Verveine, Verbena officinalis*)

- **Soucis excessif du bien-être d'autrui. (Rouge)**

- Pour ceux qui ont des principes et des idées arrêtées, qu'ils croient fermement être justes et qui en changent très rarement. Ils ont un grand désir de convertir tous ceux qui les entourent à leurs propres vues sur la vie. Ils ont une forte volonté et beaucoup d'ardeur pour répandre les choses dont ils sont convaincus. Malades, ils continuent de lutter longtemps. Ils sont dans l'enthousiasme excessif, et le fanatisme.

- Apporte : discipline, tolérance, modération, idéalisme respectueux.

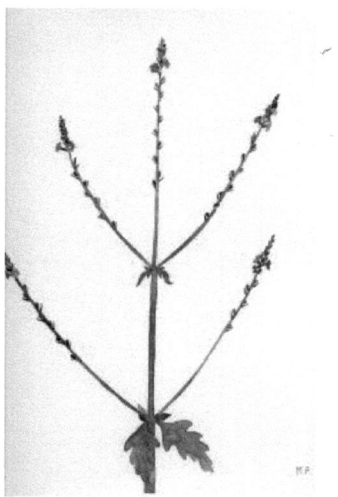

VINE (*Vigne, Vitis vinifera*)

- **Soucis excessifs du bien-être d'autrui. (Rouge)**

- Pour les personnes très capables, sûres d'elles, certaines de réussir. Avec une telle assurance, elles pensent qu'il serait dans l'intérêt des autres de les amener à faire les choses comme elles-mêmes les font ou comme elles sont certaines qu'elles doivent être faites. Même malades elles dirigent leur personnel avec un caractère inflexible et dominateur. Elles peuvent être précieuses dans les cas d'urgence

- Apporte : pédagogie, compréhension, respect de la liberté des autres.

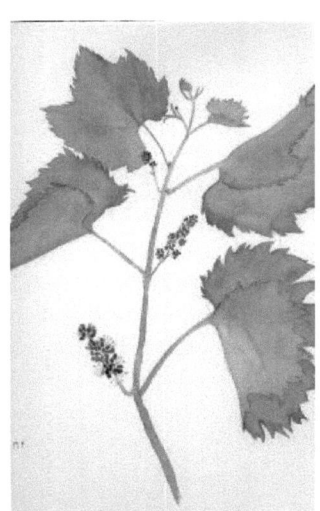

WALNUT (*Noyer, Juglans regia*)

- **Hypersensibilité aux influences et aux idées (jaune)**

- Pour ceux qui ont un idéal et des ambitions bien définies dans la vie et les satisfont, mais qui, en de rares occasions, sont tentés de s'écarter de leurs propres idées et objectifs, entraînés par l'enthousiasme, les convictions ou les fermes opinions des autres. Difficulté d'adaptation, au changement ;

- Apporte : poursuite des objectifs en dépit des limitations et des conventions contraires, constance et une protection contre les influences étrangères.

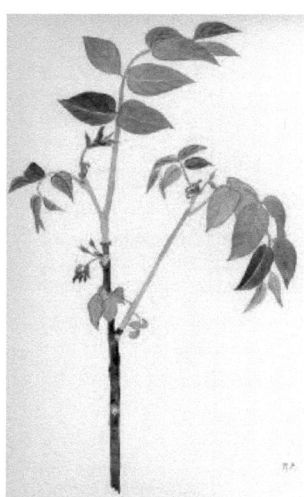

WATER VIOLET (*Violette d'eau, Hottonia palustris*)

- **Solitude (Vert)**

- Pour ceux qui en bonne santé ou malades aiment être seuls. Gens tranquilles, qui ne font pas de bruit, parlent peu et doucement. Très indépendants, capables, ne comptant que sur eux et ne se laissant guère influencer par les opinions des autres. Ils sont distants, ne se mêlent pas aux autres et vont leur chemin. Souvent intelligents et doués. Leur tranquillité, leur calme est une bénédiction pour ceux qui les entourent.

- Fier, distant, orgueilleux ;

- Apporte : sagesse, communion, humilité.

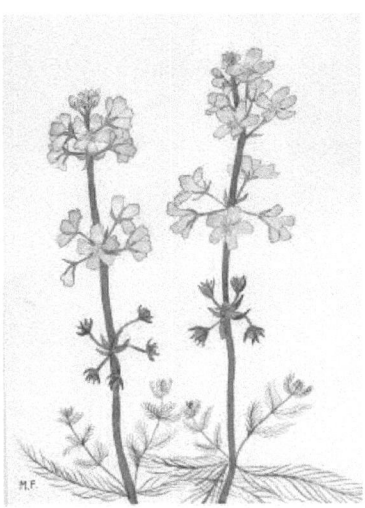

WHITE CHESTNUT (*Marronnier Blanc, Aesculus hippocastanum*)

- **Manque d'intérêt pour le présent (Bleu)**

- Pour ceux qui ne peuvent s'empêcher de laisser entrer dans leur esprit des pensées, des idées, un mode de raisonnement qu'ils ne désirent pas. Et cela à des moments où leur intérêt pour le présent n'est pas assez fort pour occuper pleinement l'esprit. Des pensées qui harcellent et resteront ou, chassées pour un temps, reviendront. Il semble qu'elles tournent en rond et en rond et elles imposent une torture mentale. Ces pensées déplaisantes chassent la paix de l'esprit, et l'on ne peut plus se concentrer sur le travail ou l'agrément du jour, a cause de la rumination de ces pensées obsédantes.

- Pensées obsédantes, rumination.

- Apporte : clarté mentale, discernement, intuition.

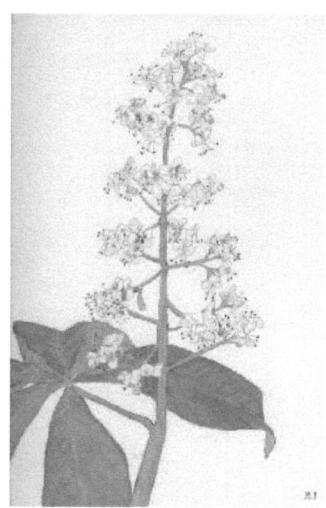

WILD OAT (*Folle avoine, Bromus ramosus*)

- **Incertitude (Indigo)**

- Pour ceux qui ambitionnent de faire quelque chose d'importance dans la vie, qui désirent avoir beaucoup d'expérience, profiter le plus possible de tout et vivre pleinement. La difficulté pour eux est de décider de la carrière à suivre, car bien que leurs ambitions soient fortes, ils n'ont pas de vocation spéciale. Ce qui leur donne une incertitude quand au chemin à prendre dans la vie, et ils se dispersent.

- Apporte : réalisation et découverte de sa vocation, et de ses talents inconscients

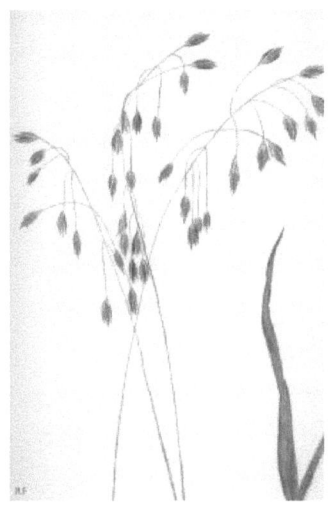

WILD ROSE (*Églantine, Rosa canina*)

- **Manque d'intérêt pour le présent (Bleu)**

- Pour ceux qui, sans raisons apparemment suffisantes, se résignent à tout ce qui peut leur arriver. Ils se contentent de glisser dans la vie, la prennent comme elle est sans aucun effort pour améliorer les choses et trouver quelque joie. Ils ont renoncé sans se plaindre à la lutte pour la vie. Résignation, et apathie.

- Apporte : combativité, motivation intérieure, improvisation, gaieté.

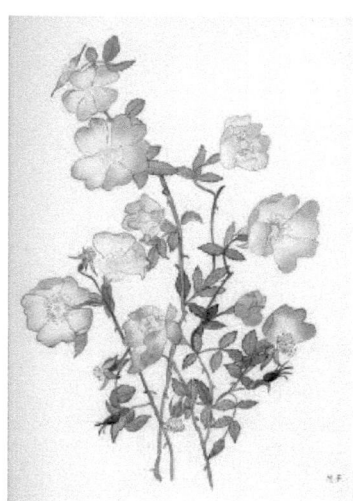

WILLOW (*Saule, Salix Vitellina*)

- **Abattement - désespoir (Orange)**

- Pour ceux qui ont souffert de l'adversité et de l'infortune et ne peuvent s'y résigner sans plainte ni ressentiment, car ils jugent surtout la vie en fonction de la réussite. Ils ont le sentiment de ne pas avoir mérité une si grande épreuve, trouvent cela injuste et s'aigrissent. Il arrive souvent qu'ils prennent moins d'intérêt et s'occupent moins activement des choses auxquelles ils trouvaient auparavant du plaisir. Ils sont dans le ressentiment et l'amertume.

- Apporte : attitude positive, humour, optimisme, créativité.

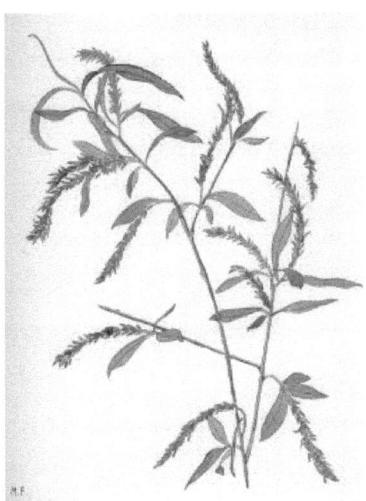

CONCLUSION

En guise de conclusion, faisons un rêve, vous et moi, ami lecteur : est-il si difficile d'imaginer les Fleurs de Bach entrant par la grande porte dans les hôpitaux, les cabinets médicaux, les maisons de repos, les écoles ou les crèches, travaillant main dans la main avec médecins, infirmières, kinés, sages-femmes, éducateurs, et toutes personnes travaillant dans le relationnel ? Pendant que les médecins et thérapeutes, s'occuperaient de traiter la pathologie proprement dite, les Fleurs aideraient le patient dans les émotions que cette maladie génère : peurs, angoisses, colères, déni, lassitudes, pour pouvoir optimiser le traitement. Cela concerne aussi l'entourage du malade, qui est dans le bouleversement émotionnel : angoisses, fatigues, questionnement, et des tas d'autres émotions. Les soignants aussi peuvent être aidés et soutenus dans leur travail. Pensons également aux personnes âgées, avec toutes leurs peurs, solitudes, tristesses, deuils à faire sur eux-mêmes et sur leurs vies. Egalement aux familles de ceux-ci. Nous savons bien que la mort d'un proche déclenche des émotions violentes, cachées, variées, inattendues et souvent si difficiles à vivre. Ces élixirs seraient bien utiles lors des débuts de vie, les bébés, et les jeunes parents, souvent si seuls, devant se débrouiller avec tous leurs questionnements, baby blues, fatigues, doutes. Dans les écoles aussi les élixirs feront un beau travail d'accompagnement et de soutien, pour les décrochages scolaires, les échecs, Le relationnel entre enfants, les ados, entre eux, ou avec l'autorité, parentale ou hiérarchique, toujours si complexe, si difficile, si usant de part et d'autre. Sans oublier les prisons, avec toute la violence, et la détresse profonde « prisonnière » de leurs murs. Et je me prends à imaginer que ces merveilleux «élixirs» pourraient aider toutes ces détresses à traverser ce qu'elles ont à vivre avec le plus de sérénité possible, par ce rapprochement et ce recentrement en eux-mêmes.
Ami lecteur, j'espère que ce rêve est prémonitoire !

Pour ma part, mon souhait s'incarne dans la prière du docteur d'Edward Bach :

«Esprit Saint ! Aide-moi à écouter ».

À voir.

À savoir.

À comprendre.

À servir.

Au bon endroit.

Au bon moment.

À bon escient.

Amen.

« La Nature met toute lumière en évidence et amène toute chose à sa perfection ».

Louis Cattiaux

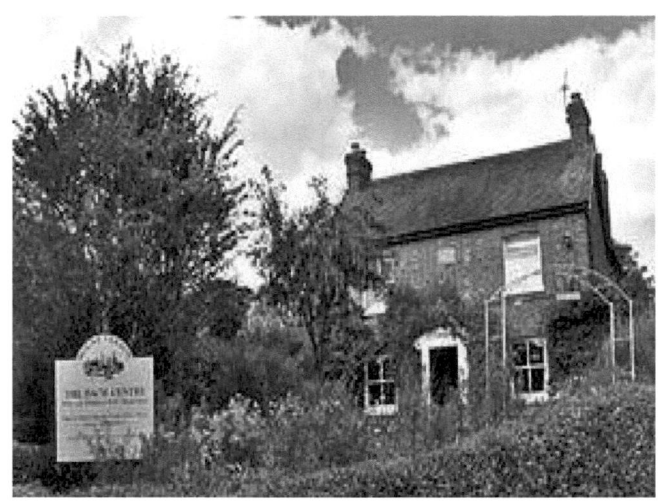

Le Centre Bach où le Docteur Edward Bach a vécu et travaillé. C'est dans ces environs proches qu'il découvrit ses Fleurs guérisseuses dans les champs et les haies avoisinantes, car ce qui nous convient pousse à nos pieds.

Dr Edward Bach Centre
Mount Vernon
Wallingford
Oxon, OX10 OPZ Grande Bretagne

BIBLIOGRAPHIE

• Nora WEEKS : *Découvertes médicales d'Edward Bach Médecin*. Courrier du Livre, 2010.

• Edward BACH : *Guérison par les Fleurs*. Courrier du Livre, 1972 et 1985.

• Judy HOWARD et John RAMSELL : *Les écrits originaux du Docteur Bach. Textes originaux et inédits*, à partir d'archives du docteur Edward Bach, 1994.

• *Les Conférences du DOCTEUR BACH : textes originaux et inédits*. Courrier du Livre, 1994.

• Julian BARNARD : *Sur les traces du Docteur Bach et de ses Fleurs*. Ulmus, 2005.

• Judy HOWARD : *Grandir en harmonie avec les remèdes de Fleurs de Bach*. Courrier du livre, 2008

• Christine WILWOOD : *L'art de vivre au féminin grâce aux remèdes floraux*. Courrier du livre, 1995

• Stéphan BALL : *L'Émotionnel masculin et remèdes de Bach*. Courrier du livre, 1997.

• Jean Yves LELOUP : *Prendre soin de l'Être. Spiritualités Vivantes*. Albin Michel, 2002.

• David Servan-Schreiber : *Anticancer*. Robert Laffont, 2010.

Remerciements

Je voudrais remercier tout particulièrement : Lorenzo, Elinor, Ariane, Grégoire, Claire et Danièle… Ils m'ont aidée dans la réalisation de ce projet. Que ce soit pour des encouragements, des relectures, des corrections ou la mise en pages. Sans leur aide à tous, ce projet n'aurait pas vu le jour.

Les Photos et les dessins qui illustrent le répertoire appartiennent au Centre Bach et sont généreusement mises à ma disposition par Stephan Ball ! Merci à lui de cette gentillesse.

Merci aussi au Docteur Anne d'Alcantara, amie de toujours, qui a accepté de préfacer mon travail sur les Fleurs de Bach.

Table des matières

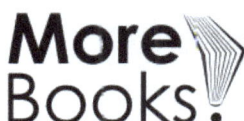

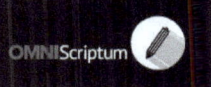

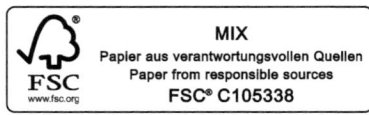
Printed by Books on Demand GmbH, Norderstedt / Germany